María Teresa Hernández-Domínguez
María Plaza-Carmona

Prevenção da amenorreia hipotalâmica em atletas do sexo feminino

María Teresa Hernández-Domínguez
María Plaza-Carmona

Prevenção da amenorreia hipotalâmica em atletas do sexo feminino

Diretrizes nutricionais

ScienciaScripts

Cover image: www.ingimage.com

This book is a translation from the original published under ISBN 978-620-0-02443-5.

Publisher:
Sciencia Scripts
is a trademark of
Dodo Books Indian Ocean Ltd. and OmniScriptum S.R.L publishing group

120 High Road, East Finchley, London, N2 9ED, United Kingdom
Str. Armeneasca 28/1, office 1, Chisinau MD-2012, Republic of Moldova, Europe
Managing Directors: Ieva Konstantinova, Victoria Ursu
info@omniscriptum.com

Printed at: see last page
ISBN: 978-620-8-62352-4

PREVENÇÃO DA AMENORREIA HIPOTALÂMICA EM ATLETAS DO SEXO FEMININO

ORIENTAÇÕES NUTRICIONAIS

MARÍA TERESA HERNÁNDEZ-DOMÍNGUEZ
MARIA PLAZA-CARMONA

ÍNDICE

RESUMO

Durante a puberdade normal, o hipotálamo liberta a hormona libertadora de gonadotropinas (GnRH) de forma pulsátil e estimula a síntese e a secreção da hormona luteinizante (LH) e da hormona folículo-estimulante (FSH) da pituitária anterior. A literatura científica demonstrou que, em mulheres com FHA (Amenorreia Hipotalâmica Funcional), a secreção de GnRH é suprimida, a pulsatilidade da LH é alterada e os níveis totais de LH e FSH são reduzidos. Como consequência, a produção ovárica de estradiol, progesterona e testosterona é atenuada, bem como a subsequente anovulação e amenorreia. Esta supressão do eixo Hipotálamo-Pituitária-Ovário pode ser desencadeada por stress psicológico, Distúrbios Alimentares (DE), perda de peso e excesso de exercício físico. Dado que o excesso de exercício físico tem sido associado ao desenvolvimento de AHF especialmente em desportos estéticos e naqueles em que o peso desempenha um papel fundamental como o atletismo, a nutrição desportiva, bem como o papel do nutricionista desportivo, serão pilares fundamentais tanto na prevenção como no tratamento deste problema. O objetivo desta revisão bibliográfica foi reunir informação relevante sobre os mecanismos que desencadeiam esta patologia, bem como focar as orientações nutricionais que a possam prevenir. O diagnóstico de Amenorreia Hipotalâmica Funcional (AFF) por baixa disponibilidade energética é um diagnóstico por exclusão, depois de descartadas possíveis doenças que causam a ausência de menstruação, como o Hipotiroidismo, a Hiperprolactinémia, a Síndrome dos Ovários Policísticos (SOP), a Insuficiência Ovárica e outras patologias. Este facto conduz frequentemente a um diagnóstico errado de SOP, o que leva muitas mulheres a seguir orientações nutricionais que não são de todo benéficas para a recuperação do seu ciclo menstrual e da sua saúde.

Palavras-chave *Revisão, Amenorreia Hipotalâmica, Mulheres Atletas, Deficiência Energética, Terapia Nutricional.*

1. INTRODUÇÃO

A percentagem de mulheres que praticam desporto a todos os níveis aumentou drasticamente nos últimos 50 anos, como se pode ver na proporção crescente de atletas olímpicas do sexo feminino. Nos Jogos Olímpicos de verão em Munique (1972), 15% dos participantes eram mulheres, em comparação com 44% em Londres em 2012, os primeiros Jogos em que as mulheres competiram em todas as disciplinas [(7)]. Se olharmos para os últimos Jogos Olímpicos, parece que o Comité Olímpico Internacional (COI) tem vindo a promover a igualdade de género e, nos Jogos Olímpicos de Tóquio 2020, a igualdade foi quase alcançada com 48,8% de participação feminina. Espera-se que os Jogos de Paris 2024 continuem esta tendência, com um objetivo de 50% de representação feminina.

No entanto, à semelhança da crescente participação das mulheres no desporto, as atletas de elite do sexo feminino correm um maior risco de sofrer uma série de lesões, nomeadamente

- Lesões do ligamento cruzado anterior (LCA):

As mulheres têm uma incidência significativamente mais elevada de lesões do LCA do que os homens, particularmente em desportos que envolvem mudanças rápidas de direção, saltos e aterragens, como o futebol, o basquetebol e o voleibol. Factores como uma maior laxidez dos ligamentos, diferenças na anatomia do joelho e nos padrões de movimento podem contribuir para esta maior incidência.

- Síndrome da Cintura Iliotibial:

Esta síndrome, que provoca dor na zona lateral do joelho, é mais frequente nas mulheres corredoras e ciclistas. A biomecânica e a estrutura da bacia feminina podem contribuir para uma maior predisposição para esta lesão.

- Lesões de stress (fracturas de stress):

As mulheres são mais propensas a fracturas de stress, especialmente em desportos de resistência como a corrida e a ginástica. Os factores de risco incluem a tríade da mulher atleta (distúrbio alimentar, amenorreia e osteoporose), menor densidade óssea e padrões de treino intensivo.

- Tendinopatias:

As tendinopatias, como a tendinite patelar (joelho de saltador) e a tendinite de Aquiles, são comuns nas mulheres devido a factores biomecânicos e hormonais. As flutuações hormonais ao longo do ciclo menstrual podem afetar a estrutura e a função do colagénio nos tendões.

- Problemas na anca e na pélvis:

As mulheres têm uma anatomia pélvica diferente, o que pode contribuir para uma maior incidência de lesões na anca e na pélvis, como a síndrome de fricção da banda iliotibial, a bursite e as lesões labrais acetabulares.

Tudo isto é uma consequência de diferentes factores, tais como:

- Anatomia:

As mulheres tendem a ter uma bacia mais larga e um maior ângulo Q (ângulo formado pela linha da anca e a linha do joelho), o que pode influenciar o alinhamento e a biomecânica dos membros inferiores.

- Hormonas:

As flutuações hormonais, especialmente no estrogénio e na relaxina, podem afetar a estabilidade das articulações e a força dos tecidos moles, aumentando o risco de lesões.

- Biomecânica e técnica:

As diferenças na biomecânica e na técnica de movimento podem influenciar a incidência de lesões. As mulheres tendem a ter padrões de salto, aterragem e corrida diferentes dos dos homens.

- Factores psicossociais:

As expectativas sociais e as pressões para atingir determinados padrões de desempenho ou de aparência podem influenciar os hábitos de treino e de nutrição, contribuindo para um maior risco de lesões.

Neste sentido, vamos centrar o objeto de estudo do nosso trabalho nas fracturas de stress ou nas doenças endócrinas como a Amenorreia Hipotalâmica Funcional (AHA).

A AHF é definida como a ausência de menstruação causada por uma supressão do eixo hipotálamo-hipófise-ovário, para a qual não se encontra uma causa anatómica ou orgânica. É potencialmente reversível e é frequentemente observada em situações de stress, perda de peso ou exercício excessivo [1,7]. É causada por uma disfunção do hipotálamo, uma região do cérebro que regula numerosas funções corporais, incluindo o ciclo menstrual. Esta condição não está relacionada com doenças estruturais ou anatómicas dos órgãos reprodutores, mas é funcional, o que significa que é causada por factores externos que afectam a função do hipotálamo.

O stress crónico, tanto físico (como o exercício excessivo) como psicológico (como a ansiedade e a depressão), pode alterar a produção das hormonas necessárias à ovulação e ao ciclo menstrual [1,7]. Por outro lado, o baixo peso corporal e as perturbações alimentares são, em grande medida, factores desencadeantes. O baixo índice de massa corporal (IMC) e condições como a anorexia nervosa podem diminuir a produção de leptina, uma hormona que regula a energia e o apetite, afectando negativamente a função hipotalâmica. Por fim, note-se que o exercício físico apresenta uma elevada correlação com o seu desenvolvimento. Foi observado que os atletas de alto rendimento e as pessoas que praticam exercício físico intenso podem sofrer de AHF devido à diminuição da gordura corporal e ao aumento do stress físico [1,7]. Fisiologicamente, pode manifestar-se como amenorreia primária ou secundária [1]. A amenorreia primária é definida como a ausência de menarca aos 16 anos de idade com crescimento e desenvolvimento normais das caraterísticas sexuais secundárias, ou aos 14 anos de idade com ausência de caraterísticas sexuais secundárias. A amenorreia secundária é definida como a ausência de menstruação por mais de três ciclos consecutivos numa pessoa que anteriormente menstruava regularmente, ou por mais de seis meses numa mulher com ciclos irregulares. A FHA é a forma mais comum de amenorreia primária em adolescentes, enquanto a forma mais comum da sua variante secundária é a síndrome dos ovários poliquísticos (SOP) e a gravidez [1]. A prevalência da amenorreia não causada pela gravidez é de aproximadamente 3-4% [5].

- **Perturbação endócrina associada à AHF**

Durante a puberdade normal, o hipotálamo liberta a hormona libertadora de gonadotropinas (GnRH) de forma pulsátil, estimulando tanto a síntese como a secreção da hormona luteinizante (LH) e da hormona folículo-estimulante (FSH) da pituitária anterior. Este processo é essencial para o desenvolvimento e a função reprodutiva normais [1]. A GnRH regula o ciclo menstrual controlando a libertação de LH e FSH, que por sua vez promovem o crescimento folicular nos ovários e a produção de estrogénio e progesterona. No entanto, a literatura científica demonstrou que, nas mulheres com Amenorreia Hipotalâmica Funcional (AHA), a secreção de GnRH é suprimida. Isto resulta numa diminuição da pulsatilidade da LH e numa redução dos níveis totais de LH e FSH [1,2]. Esta disfunção hormonal resulta numa produção ovárica atenuada de estradiol, progesterona e testosterona, levando à anovulação (falta de ovulação) e amenorreia (ausência de menstruação). A diminuição destas hormonas sexuais pode afetar gravemente a saúde reprodutiva e geral da mulher, incluindo a densidade óssea e a saúde cardiovascular [1, 6,13].

Além disso, há uma ativação induzida do eixo hipotálamo-hipófise-adrenal, com um consequente aumento da secreção hipotalâmica da hormona libertadora de corticotropina (CRH) e do cortisol nas glândulas supra-renais. O aumento do cortisol, uma hormona do stress, juntamente com as endorfinas libertadas em resposta a uma atividade física intensa, contribui para a inibição da secreção de GnRH pelo hipotálamo. Este mecanismo de feedback negativo agrava ainda mais a disfunção do eixo reprodutor, perpetuando a supressão das gonadotrofinas e mantendo a amenorreia. A combinação de factores de stress físico e psicológico, juntamente com perturbações hormonais, cria um ambiente fisiológico que inibe a função reprodutiva normal e pode ter efeitos a longo prazo na saúde feminina (Figura 1).

Além disso, a Amenorreia Hipotalâmica Funcional (AFF) está associada a um estado hipometabólico refletido por níveis baixos de insulina e do Fator de Crescimento Semelhante à Insulina (IGF-I) e níveis elevados da hormona do crescimento e da proteína de ligação ao IGF-I. Uma vez que o IGF-I estimula a libertação de GnRH e LH, uma redução da atividade do IGF-I pode explicar a redução da secreção de LH. Além disso, os níveis séricos de leptina, um marcador do estado nutricional também envolvido na secreção pulsátil de GnRH, estão marcadamente reduzidos em atletas amenorreicas, para além dos níveis de tiroxina e triiodotironina. Isto indica um estado metabólico alterado que afecta negativamente a função reprodutiva. A leptina, secretada pelos adipócitos, desempenha um papel crucial na regulação da homeostase energética e da função reprodutiva. Níveis baixos de leptina, em resultado de uma baixa disponibilidade de energia, podem inibir a função hipotalâmica e, consequentemente, a secreção de GnRH.

Figura 1: Resumo das perturbações endócrinas associadas à amenorreia atlética (7).

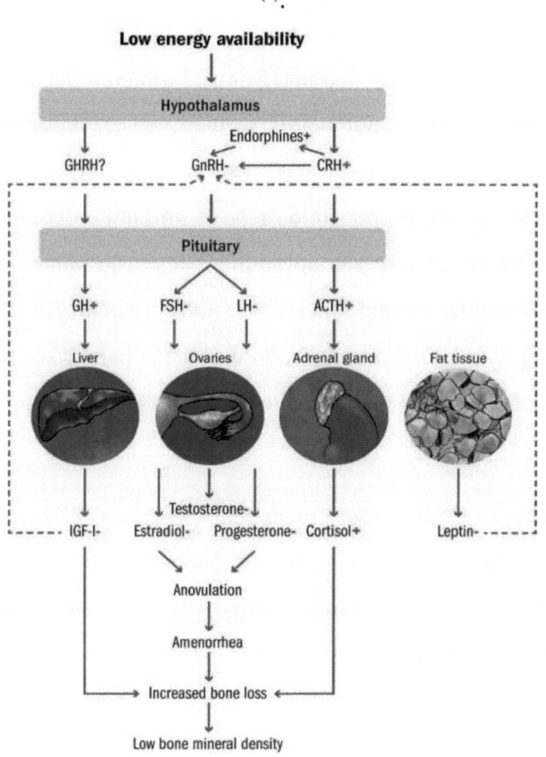

Este estado hipometabólico também se reflecte na função tiroideia, com níveis reduzidos de tiroxina (T4) e triiodotironina (T3), hormonas essenciais para o metabolismo energético e para o funcionamento geral do organismo. A redução destas hormonas pode levar a sintomas de hipotiroidismo, como fadiga, intolerância ao frio e aumento de peso, o que complica ainda mais a situação dos atletas com AHF. Além disso, os níveis elevados da hormona do crescimento e da proteína de ligação ao IGF-I podem ser uma resposta adaptativa do organismo para conservar energia num estado de défice calórico prolongado. A interação entre estes factores hormonais e metabólicos cria um ambiente em que a função reprodutiva é comprometida como estratégia de poupança de energia

[7]. Em conjunto, estes resultados indicam que a AHF se deve à inibição central do eixo reprodutivo pelas hormonas do stress e pelas endorfinas , em combinação com uma estimulação atenuada da GnRH em resultado de níveis baixos de IGF-I e leptina. A leptina é uma hormona chave na homeostase energética, segregada pelos adipócitos (células do tecido adiposo) e regula várias funções através de receptores nos neurónios do hipotálamo [7]. Embora a leptina seja segregada em proporção ao teor de gordura corporal, os seus níveis variam drasticamente em resposta ao jejum, à restrição alimentar e à ingestão excessiva de alimentos, mesmo antes de ocorrerem alterações significativas na composição corporal. Um nível adequado de leptina parece ser permissivo para a função sexual, actuando sobre os neurónios que segregam as hormonas sexuais.

Entre as mulheres com ciclos menstruais normais e as mulheres com amenorreia, a leptina difere não só na sua concentração, mas também no seu ritmo diurno. Estas observações sugerem que a leptina sinaliza provavelmente a disponibilidade de energia e não apenas o estado das reservas de gordura do organismo. Esta sinalização energética é fundamental para a função reprodutiva, uma vez que assegura que o corpo tem energia suficiente para suportar uma potencial gravidez. A diminuição da leptina em atletas do sexo feminino com AHF reflecte uma adaptação a um estado de baixa disponibilidade de energia, levando à supressão da função reprodutiva como uma medida de conservação de energia [(7].

• Diagnóstico

O diagnóstico de FHA pode ser difícil, particularmente em idades mais jovens, uma vez que esta é frequentemente a altura do desenvolvimento do eixo HPO. A amenorreia primária deve ser sempre excluída, uma vez que 98% das raparigas atingem a menarca aos 15 anos de idade. Para além disso, 90% dos ciclos menstruais serão de 21 a 45 dias, mesmo nos primeiros anos após a menarca, pelo que é importante investigar a amenorreia secundária na adolescência. Como a FHA é uma causa não orgânica de amenorreia, é considerada um diagnóstico de exclusão [1].

Para chegar a um diagnóstico, deve ser efectuado um estudo exaustivo para excluir as causas anatómicas e orgânicas da amenorreia. Uma anamnese correta, um exame físico, análises sanguíneas e estudos radiológicos são essenciais [1].

• Tratamento

Especificamente, nos atletas amenorreicos, recomenda-se uma abordagem multidisciplinar que inclua: terapia nutricional, terapia psicológica e modificação do planeamento do treino. A terapia nutricional centra-se em assegurar uma ingestão calórica adequada para restaurar a energia normal e a função hormonal. A terapia psicológica pode ajudar a gerir o stress e as perturbações alimentares subjacentes. A modificação do treino centra-se no equilíbrio entre o exercício e a recuperação para evitar o excesso de treino.

• Justificação

Tendo em conta que, no caso das mulheres, o desporto de elite é ainda um percurso muito curto, é necessário rever a informação sobre alguns problemas que comprometem as atletas femininas e que levam a problemas menstruais, chegando mesmo à AHF. O objetivo desta revisão é reunir a informação mais relevante sobre os factores de risco que podem levar a esta patologia, de forma a dar especial atenção à sua prevenção.

2. OBJECTIVOS

Os objectivos a atingir para a realização deste trabalho são os seguintes

Objetivo geral:

• Conhecer as medidas nutricionais preventivas e o tratamento da amenorreia hipotalâmica em desportistas e mulheres atletas.

Objectivos específicos:

Com base no objetivo geral acima formulado, foram desenvolvidos cinco objectivos específicos, a partir dos quais se pretende obter um maior grau de pormenorização do tema abordado.

• Identificar os sinais e sintomas caraterísticos desta patologia para uma deteção precoce.
• Saber se foram estabelecidos critérios de diagnóstico claros que possam ajudar a diferenciar esta patologia de outras que também incluem a cessação da menstruação, como a SOP.
• Determinar quais os factores sociais que influenciam o desenvolvimento da amenorreia hipotalâmica em jovens atletas do sexo feminino.
• Investigar, através da literatura disponível, quais os factores nutricionais que devem ser aplicados na prevenção da amenorreia hipotalâmica em atletas do sexo feminino.
• Para descobrir se seria benéfico adicionar algum tipo de suplemento à dieta das desportistas para prevenir a amenorreia hipotalâmica.

Com base em tudo o que , questionamos algunas questões de investigação com base nas quais centraremos a análise bibliográfica.

Questões a investigar:

SITUAÇÃO:

Doente: Mulheres desportistas.

Intervenção/comparação: Diretrizes nutricionais.

Resultados: Cessação da amenorreia.

QUESTÕES A ABORDAR NA PESQUISA BIBLIOGRÁFICA

Os factores desencadeantes descritos até agora para a amenorreia hipotalâmica funcional estão corretos?

Quais são as orientações nutricionais corretas para o tratamento da Amenorreia Hipotalâmica em atletas do sexo feminino?

A ingestão de energia na adolescência está relacionada com a tríade da atleta feminina em atletas de resistência adultas?

Que défices nutricionais apresentam as atletas com amenorreia hipotalâmica?

Para onde se dirige a investigação para prevenir ou tratar a amenorreia hipotalâmica em atletas do sexo feminino?

3. METODOLOGIA

Esta revisão sistemática foi efectuada de acordo com a Declaração PRISMA (Preferred Reporting Items for Systematic Reviews and Meta- Analysis) (http://www.prisma-statement.org/), que promove a transparência na apresentação de revisões sistemáticas e meta-análises, assegurando que os autores fornecem uma descrição completa dos métodos e resultados da sua investigação.

3.1. Pesquisa bibliográfica

A estratégia de pesquisa consistiu em consultar, durante os meses de abril e maio de 2021, o motor de meta-pesquisa disponível na Biblioteca de Saúde do Complejo Asitencial Universitario de León para profissionais. Foram utilizadas as seguintes bases de dados: PubMed, Medline, Cinhal, Cochrane, Scopus e Web of Science. Foram utilizados os descritores "Women", "Amenorrhea", "Exercise", "Athletes" e "Nutrition". Os filtros de seleção utilizados foram: Ensaios clínicos randomizados, Revisão narrativa/sistemática e Meta-análise. Além disso, filtrámos os estudos realizados a partir de 2016 com Texto Completo disponível na biblioteca do Complexo de Saúde Universitário de León. Da mesma forma, foram selecionados os trabalhos escritos em inglês e espanhol.

3.2. Seleção de estudos

Após a realização da busca, foi encontrado um total de 118 artigos nas bases de dados utilizadas. Para fechar o número de artigos que compõem o estudo, foi realizado o seguinte processo. Foram excluídos os estudos que se encontravam repetidos, apenas um deles se repetiu, pelo que a pesquisa ficou reduzida a 117 estudos. Posteriormente, procedeu-se à leitura dos resumos dos 117 estudos, excluindo os realizados em animais (2), os realizados em homens e os que não eram relevantes para o objetivo deste estudo ou que não estavam intimamente relacionados com o tema específico da revisão, por exemplo, os realizados em atletas de força ou os centrados na obesidade. Assim, 80 dos 117 estudos obtidos através da pesquisa em foram excluídos, restando 37 estudos. Destes 37 estudos, outros 12 foram excluídos devido ao excesso de informação sobre os aspectos psicológicos da FHA. Finalmente, 25 estudos foram selecionados para leitura crítica, a fim de obter as informações mais importantes de cada um deles. Esta leitura foi efectuada pela mesma pessoa, de modo a evitar qualquer possível enviesamento na escolha dos artigos. Por outro lado, a leitura foi efectuada de forma exaustiva, completando uma chek-list, elaborada para o efeito, assegurando que todos os artigos selecionados obedeciam aos mesmos aspectos metodológicos.

3.3. Leitura crítica

A leitura crítica foi efectuada de acordo com o Programa de Habilidades em Leitura Crítica Espanhol (Programa de Habilidades en lectura Crítica Español - CASPE). Trata-se de um programa educativo concebido para melhorar as competências dos profissionais de saúde e de outros interessados em avaliar criticamente a investigação científica e as provas disponíveis na literatura médica e científica. Este programa tem como objetivo formar os participantes para ler, interpretar e avaliar estudos científicos, permitindo-lhes tomar decisões informadas e baseadas em provas.

Objectivos da CASPe:

Promoção de competências críticas: ajudar os participantes a desenvolver um espírito crítico e analítico em relação à informação científica.

Melhorar a tomada de decisões clínicas: facilitar a aplicação das melhores provas científicas na prática clínica quotidiana.

Promover a prática baseada em provas: integrar as melhores provas disponíveis com a experiência clínica e os valores dos doentes.

3.4. Fluxograma:

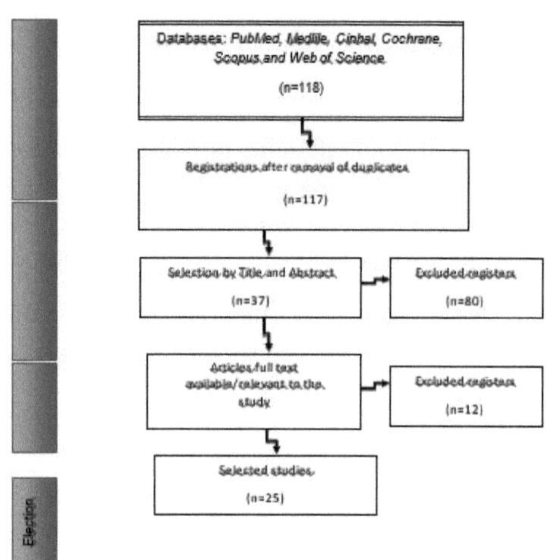

4. RESULTADOS

Nesta secção, serão discutidos e desenvolvidos os resultados da recente revisão da literatura sobre o impacto de vários suplementos e estratégias nutricionais no desempenho atlético e na saúde geral. A revisão abrange estudos-chave que exploram a eficácia da suplementação com creatina, os benefícios dos probióticos, bem como a importância de nutrientes essenciais como o ómega 3, o cálcio e a vitamina D em atletas do sexo feminino. Cada um destes elementos é discutido em termos dos seus efeitos específicos na capacidade atlética, na recuperação e na saúde geral, proporcionando uma visão abrangente da forma como estes factores contribuem para otimizar o desempenho e o bem-estar. Além disso, será discutida a forma como diferentes estratégias de dosagem e suplementação podem influenciar os resultados e as recomendações práticas derivadas da literatura analisada. Esta revisão visa proporcionar uma compreensão aprofundada das melhores práticas e abordagens baseadas em provas para melhorar o desempenho e a saúde no contexto do desporto.

4.1. Factores de desencadeamento

Sophie Gibson et al. (2020) [(1)] efectuaram um estudo de revisão sobre a avaliação e a gestão da Amenorreia Hipotalâmica Funcional (AFA). No seu artigo, descrevem os factores mais importantes relacionados com esta patologia, fazendo uma menção especial aos factores desencadeantes da FHA, como os distúrbios alimentares (DE), uma vez que a FHA é frequentemente considerada a etiologia subjacente de doentes com suspeita de DE devido ao seu estado de amenorreia, mas que mantêm um peso normal e, por conseguinte, não preenchem critérios claros para DE. Por outro lado, a desordem alimentar é bastante comum em mulheres adolescentes, o que torna o diagnóstico ainda mais difícil. Este estudo indica também que as mulheres com FHA apresentam maior contenção cognitiva, desejo de emagrecimento e comportamentos de purga do que as mulheres eumenorreicas. O aparecimento da amenorreia está também relacionado com situações de stress, indicando que 50% destas mulheres sofrem de conflitos familiares. Também é referido que as doentes com FHA lidam pior com o stress do que as doentes com SOP ou as mulheres eumenorreicas . Outro fator desencadeante, o mais proeminente nesta revisão, é o exercício excessivo; Gibson et al. referem que as taxas de FHA são três vezes superiores nas mulheres atletas, sendo as corredoras de longa distância particularmente afectadas. Além disso, sugerem que pode haver uma base genética para o desenvolvimento da ALF, podendo ser identificadas seis mutações genéticas heterozigóticas (gene FGFR recetor 1 do fator de crescimento dos fibroblastos, gene PROKR2 recetor 2 da procineticina, gene PROKR2 recetor 1 da procineticina, gene FGFR recetor 1 do fator de crescimento dos fibroblastos, PROKR2 prokineticin recetor 2 gene, FGFR prokineticin recetor 2 gene), GnRH recetor gene GNRHR e Kallamnn Syndrome 1 sequence gene KAL 1) em pacientes com FHA que são comuns a pacientes com Hipogonadismo Hipogonadotrófico Congénito, sugerindo uma possível vulnerabilidade aumentada a stressores no eixo HPO [(1)].

Tabela 1: Padrão hormonal na AHF [(1)]

Hormone	Level
Pituitary	
FSH	Low
LH	Low
TSH	Low-Normal
PRL	Normal
Ovarian	
Estradiol	Low
Testosterone	Low-Normal
AMH	Normal

FSH: follicle stimulating hormone, LH: luteinizing hormone, TSH: thyroid-stimulating hormone, PRL: prolactin, AMH: anti-Müllerian hormone. Ref. 11,12,13,14,41,42.

Para além dos já referidos neste estudo, a perda de peso é importante como fator desencadeante, devendo também ser uma informação fundamental no diagnóstico, durante a anamnese e o exame físico da doente. Se a perda de peso for identificada como um fator contribuinte, é importante considerar o peso com que a doente iniciou a amenorreia e a taxa de perda de peso. É importante investigar como é que esta perda de peso ocorreu, uma vez que isso ajudará a diferenciá-la do TCA [1].

•Desporto e saúde: Perturbações do Comportamento alimentar perturbações do comportamento (DE):

As perturbações alimentares (DE) são doenças psicológicas graves que afectam a relação de uma pessoa com a comida e a sua imagem corporal. As perturbações alimentares mais comuns incluem a anorexia nervosa, a bulimia nervosa e a perturbação da compulsão alimentar. Estas perturbações podem ter consequências devastadoras para a saúde física e mental, incluindo desnutrição, lesões em órgãos vitais, depressão e ansiedade. No contexto desportivo, a prevalência de DDE é particularmente elevada devido à pressão para manter determinados padrões físicos, especialmente em desportos que privilegiam a magreza ou um peso específico, como a ginástica, o atletismo, a dança e os desportos de combate. Os atletas podem desenvolver comportamentos alimentares desordenados num esforço para melhorar o seu desempenho ou atingir o ideal estético promovido na sua disciplina. A pressão para atingir o "peso ideal" ou manter um baixo nível de gordura corporal pode levar a comportamentos pouco saudáveis, como a restrição calórica extrema, o uso excessivo de suplementos alimentares e o exercício compulsivo. Estas práticas não só comprometem o desempenho desportivo, como também põem em risco a saúde geral do atleta. Além disso, os CDE no desporto são frequentemente subdiagnosticados devido à falta de instrumentos de rastreio adequados e à tendência para normalizar práticas perigosas em certos ambientes desportivos. Por esta razão, é crucial desenvolver estratégias de prevenção e deteção precoce, bem como fornecer apoio psicológico e nutricional adequado aos atletas para promover uma relação saudável com a comida e o corpo.O estudo de revisão de Xantophoulos et al. (2020) [2], refere-se aos problemas mentais que mais podem afetar a população desportiva jovem, incluindo depressão, ansiedade, TDAH

(Transtorno de Défice de Atenção e Hiperatividade), uso de substâncias psicoactivas e EDD [(1,2)]. É de salientar nesta revisão que a DDE afecta mais a população de atletas do que a população de não atletas e que afecta muito mais as mulheres, sendo que os homens representam entre 10% e 25% das pessoas com DDE [(2)].É de salientar no estudo [(2)], que as caraterísticas associadas à mentalidade de um atleta de elite (e.g., foco no desempenho, perfeição e controlo) em combinação com o contexto do ambiente desportivo estão associadas à patologia alimentar, insatisfação corporal e exercício compulsivo. Além disso, acrescentam que os atletas podem ter um peso "normal" e não preencher os critérios de diagnóstico exactos para o CED, uma vez que o treino contribui para o aumento da massa muscular. O termo "anorexia atlética" foi cunhado para descrever este fenómeno. O "exercício excessivo" é difícil de definir em jovens atletas de elite, no entanto, existe claramente um limiar em que os riscos e os resultados negativos ultrapassam os benefícios do desempenho [(2)].

Tranoulis et al. (2020) [(3)], conduziram um estudo prospetivo de caso-controlo realizado de janeiro de 2016 a abril de 2018 com 41 mulheres com ADHF e 86 controlos saudáveis. Avaliaram os comportamentos alimentares desordenados e outros factores predisponentes para a ADHF utilizando questionários auto-relatados. As suas conclusões foram que os comportamentos alimentares desordenados eram significativamente mais frequentes em mulheres com FHA [(1,2,3)]. Além disso, as mulheres com FHA caracterizavam-se por pontuações significativamente mais elevadas nos itens da subescala de dietas específicas e preocupação com a comida, em comparação com os controlos saudáveis. Foram também observadas diferenças significativas entre as pontuações médias dos dois grupos em todos os outros questionários. Os autores concluíram que os comportamentos alimentares desordenados podem ocorrer mais frequentemente nas populações FHA do que na população em geral [(1,2,3)]. Para além disso, acrescentam que a ansiedade e a preocupação com o excesso de peso podem estar subjacentes e contribuir, de forma independente, para o desenvolvimento e manutenção destes comportamentos e da FHA [3].

Mancine et al. (2020) [4], na sua revisão sobre a prevalência de TA na população de atletas, investigaram quais os factores que influenciam esta associação e quais os desportos de maior risco. Acrescentam que a investigação sobre desportos estéticos ou dependentes do peso revelou que os atletas que participavam nestes desportos apresentavam taxas significativamente mais elevadas de desordem alimentar do que os que participavam em desportos não estéticos. Num dos estudos que analisaram, os diferentes desportos não apresentavam uma diferença estatisticamente significativa nas taxas de distúrbios alimentares. No entanto, quando divididos em categorias "magras" e "não magras", a diferença entre as duas categorias é altamente significativa. Salientam que, embora existam provas claras de que a ênfase na magreza desempenha um papel importante, quando subdividida em desportos, as provas são menos concisas. Isto significa que, embora útil, o agrupamento investigado até à data não fornece um quadro completo para abordar o risco de EDD [4]. No ensaio clínico de Petisco et al. (2020) [5], mais uma vez é feita referência ao risco de distúrbios alimentares na população de atletas [1,2,3,4,5] e à importância de identificar os factores de risco para melhor direcionar as estratégias de prevenção e intervenção [((5))]. Estes autores, para além de referirem a imagem corporal, acrescentam outros factores como a pressão dos treinadores, pais e colegas para perder peso, bem como uma personalidade específica dos atletas [(1,5)]. Como já foi referido por Mancine et al. [4], o risco varia em função do género, da modalidade desportiva e do nível competitivo, sendo mais prevalente na população feminina e na população jovem [2,4] (90% ocorrem em pessoas com idade inferior a 18).25 anos). Apontam para uma possível maior prevalência nos desportistas do que na população em geral [4,5], mas não há provas suficientes, pois há estudos que apontam para o contrário. Acrescentam caraterísticas de personalidade típicas do atleta de elite, como o perfeccionismo, desejável para o sucesso desportivo, mas que aumenta o risco de DE (2,5); está também ligado a um certo nível de ansiedade; a baixa autoestima parece também ser importante para a insatisfação com a imagem corporal, embora seja difícil saber se é causa ou efeito da mesma. O estudo de Petisco et al. (((5)) consistiu numa amostra de 120 atletas profissionais e não atletas com idades compreendidas entre os 15 e os 25 anos, agrupados em ginastas, futebolistas e não atletas. O protocolo de avaliação consistiu em cinco questionários, que foram preenchidos de forma voluntária, anónima, individual e confidencial pelos participantes, para analisar a autoestima, o perfeccionismo, a ansiedade e o risco de desenvolver distúrbios alimentares. Neste estudo, verificaram que 2,5% das ginastas, 12,5% das jogadoras de futebol e 20% das não atletas demonstraram atitudes alimentares desordenadas (5). Portanto, demonstrou-se uma maior prevalência de atitudes desordenadas na população não atleta em relação às modalidades desportivas estudadas (5). No estudo de revisão realizado por Kalindjian et al., (2021) ((6)), realizam uma revisão da prevenção secundária na população desportiva através da deteção precoce pelo ambiente em que os treinadores se encontram. Salientam que a maioria dos profissionais do desporto se sente envolvida neste tipo de deteção, fornecendo as seguintes conclusões: quase todos os treinadores de atletismo pensavam que o seu papel era identificar os DE, enquanto as treinadoras estavam mais preocupadas com este problema. Mais de metade dos treinadores mostraram-se interessados em receber formação adicional para facilitar a deteção precoce e todos concordaram em receber quaisquer recomendações sobre o assunto. No que diz respeito à FHA, esta revisão faz referência a um estudo que refere que mais de um terço dos treinadores desportivos pensava que a amenorreia numa atleta era sempre normal. Mencionam também que apenas 10% dos treinadores de fitness no Canadá e na Noruega pensavam que podiam falar com uma jovem mulher sobre este assunto. Além disso, cerca de dois terços dos treinadores de elite afirmaram que contactariam a atleta para informar que tinham observado sintomas de TCA, mas apenas 1/9 a encaminhariam para um especialista [6].

4.2. Diagnóstico da FHA

• Anamnese

A anamnese é uma ferramenta fundamental no diagnóstico da AHF em atletas do sexo feminino, uma vez que fornece uma visão abrangente dos factores que podem estar a contribuir para a interrupção do ciclo menstrual. A AHF é uma condição em que o stress, a perda de peso e o exercício intenso afectam a regulação hormonal, levando à ausência de menstruação. Nas mulheres atletas, esta condição é particularmente prevalente devido às exigências físicas e psicológicas do seu treino. Uma anamnese detalhada permite ao médico avaliar múltiplos aspectos da vida da doente, incluindo hábitos alimentares, nível e tipo de atividade física e factores emocionais e psicológicos. Perguntas específicas sobre a dieta podem revelar défices nutricionais ou perturbações alimentares subjacentes, ao passo que perguntas sobre o regime de treino podem revelar níveis de exercício que afectam negativamente a saúde menstrual. Além disso, a anamnese pode identificar sinais de stress e outros factores psicossociais que contribuem para a AHF. Esta avaliação exaustiva é essencial para diferenciar a AHF de outras causas de amenorreia, tais como problemas endócrinos ou anatómicos, e para conceber um plano de tratamento personalizado que aborde a saúde física e emocional da paciente. Gibson et al.[1] dão especial importância à secção de diagnóstico da FHA devido à sua complexidade, recomendando que se inicie com uma história clínica onde devem ser inquiridos aspectos como história familiar e história patológica, uso de medicamentos; tipo de exercício, duração e intensidade; se houver distúrbios alimentares, pode ser útil um registo dietético; história sexual e uso de contraceptivos, factores desencadeantes (stress, perda de peso e exercício excessivo). É aconselhável perguntar sobre sinais de hiperandrogenismo, como acne ou hirsutismo, que podem indicar SOP ou Hiperplasia Adrenal Congénita de início tardio. Os sintomas vasomotores, como os afrontamentos, podem indicar insuficiência ovárica primária e os sintomas de dor abdominal cíclica ou crónica podem apontar para uma anomalia mülleriana [1].

• Análises ao sangue

A inclusão de uma análise sanguínea no diagnóstico da Amenorreia Hipotalâmica Funcional (AHF) em atletas do sexo feminino é fundamental por várias razões. razões. Em primeiro lugar, permite avaliar o estado hormonal da doente, incluindo os níveis de FSH e LH, estrogénios e prolactina, o que é essencial para confirmar o diagnóstico de AHF e excluir outras causas de amenorreia, como distúrbios da tiroide ou hiperprolactinemia.

Além disso, as análises ao sangue podem identificar deficiências nutricionais comuns em atletas do sexo feminino com AHF, tais como níveis baixos de ferro, vitamina D e cálcio, que podem contribuir para a disfunção menstrual e outros problemas de saúde. A avaliação de marcadores de stress e da função suprarrenal, como o cortisol, também fornece informações valiosas sobre o impacto do treino intenso e do stress no eixo hipotálamo-hipófise-ovário. A deteção de desequilíbrios metabólicos, como alterações nos níveis de glicose e insulina, pode indicar a presença de resistência à insulina ou síndrome metabólica, condições que também podem afetar a função menstrual. Por fim, um exame de sangue completo ajuda a estabelecer uma linha de base para monitorizar a resposta ao tratamento e ajustar as intervenções nutricionais e de treino, conforme necessário. Foi descrito como alguns dos parâmetros que devem ser incluídos, no mínimo, a medição da concentração da subunidade beta da GnRH. Além disso, acrescentam a necessidade de incluir a concentração de FSH, LH, estradiol, prolactina e TSH, testosterona total e livre, androstenediona e 17-hidroxiprogesterona de manhã cedo. Sugerem igualmente a medição do cortisol [1].

• **Exames radiológicos**

De acordo com Gibson et al. [1], a ecografia da pélvis será necessária para identificar a presença do útero e dos ovários, bem como para excluir a existência de uma massa anexial, que pode ser indicativa de outras patologias ginecológicas. Esta avaliação é essencial para confirmar a anatomia normal do aparelho reprodutor e para excluir outras causas estruturais de amenorreia. Além disso, devido ao risco significativo de desenvolvimento de osteopenia e osteoporose associado ao hipoestrogenismo prolongado, a avaliação da densidade mineral óssea por absorciometria de raios X de dupla energia (DEXA/DXA) é altamente recomendada em doentes que apresentem amenorreia prolongada. A DEXA/DXA é um instrumento preciso e fiável para medir a densidade óssea e detetar qualquer diminuição que possa predispor a fracturas. Também pode ser útil complementar este estudo com uma radiografia lateral da coluna vertebral para avaliar possíveis fracturas vertebrais assintomáticas, que são comuns em mulheres com baixos níveis de estrogénio. a longo prazo. A deteção precoce destas fracturas permite uma intervenção atempada e pode evitar complicações futuras. Em conjunto, estes testes de diagnóstico não só ajudam a identificar e confirmar o diagnóstico de amenorreia hipotalâmica funcional, como também fornecem uma avaliação abrangente do impacto sistémico desta condição, orientando assim uma gestão clínica mais eficaz e personalizada para proteger a saúde óssea e geral das pacientes [((1(())))].

4.3. Tratamento: Modificação do estilo de vida

Esta revisão [1] aponta a modificação do estilo de vida como o principal tratamento para a FHA. As mulheres com FHA, especialmente aquelas cuja condição está associada a uma perda de peso significativa, devem ser geridas de forma abrangente por uma equipa de cuidados de saúde, com especial incidência na nutrição. É essencial que estas doentes recebam cuidados nutricionais contínuos durante, pelo menos, seis meses, para colmatar as deficiências alimentares e promover um aumento de peso saudável. Os dados apresentados nesta revisão são reveladores: 54% das doentes tratadas conseguiram retomar o seu ciclo menstrual num período médio de 19±5 meses. Um dos principais achados é o aumento do índice de massa corporal (IMC) nessas mulheres antes da retomada da menstruação. Embora o aumento tenha sido pequeno, foi estatisticamente significativo, indicando que mesmo um aumento modesto do IMC pode ter um impacto positivo no restabelecimento da função menstrual. A recomendação geral para as mulheres com FHA é um aumento de peso de aproximadamente 1-2 kg, ou 5% do peso corporal inicial. Isto não só ajuda a retomar a menstruação, como também demonstrou melhorar a densidade mineral óssea (DMO), um fator crucial para a saúde óssea a longo prazo. Para além das recomendações nutricionais, salienta-se a importância da suplementação de cálcio e de vitamina D para apoiar a saúde óssea nas mulheres com FHA. Recomenda-se entre 1200-1500 mg de cálcio por dia, juntamente com 400-1000 UI de vitamina D. Esta suplementação é vital para prevenir a osteopenia e a osteoporose, condições comuns em mulheres com baixos níveis de estrogénio devido à FHA. Uma suplementação adequada não só ajuda a manter a saúde óssea, como também pode acelerar a recuperação da função menstrual. A revisão também destaca a importância da terapia psicológica como parte integrante do tratamento para a FHA. O stress é um fator significativo que pode contribuir para a disfunção hipotalâmica e para a amenorreia subsequente. Por conseguinte, é essencial uma terapia psicológica destinada a melhorar as capacidades de lidar com o stress. A psicoeducação, uma forma de terapia que educa os pacientes sobre a relação entre o stress e a sua condição, tem mostrado resultados promissores em estudos recentes. A implementação desta terapia não tem efeitos nocivos conhecidos nos doentes e pode fornecer ferramentas valiosas para gerir o stress de forma eficaz. Em conclusão, a gestão da AHF deve ser multifacetada, abordando tanto os aspectos nutricionais como psicológicos. A modificação do estilo de vida, incluindo o aumento de peso e a toma de suplementos adequados, juntamente com a terapia psicológica, pode levar a uma retoma bem sucedida da função menstrual e a uma melhoria da saúde óssea. Os cuidados abrangentes e personalizados baseados nas necessidades individuais de cada doente são fundamentais para o tratamento efetivo da AHF [(1)].

Acrescentam que a investigação sobre o tratamento farmacológico na FHA tem como objetivo promover a melhoria da saúde óssea e prevenir o desenvolvimento da osteoporose. A terapia transdérmica com estrogénio parece ser promissora, de acordo com este estudo, uma vez que a falta de estrogénio durante os anos pré-menopausa tem sido associada a uma diminuição da DMO. É necessária mais investigação sobre novas linhas de tratamento com leptina humana recombinante e kisspeptina [((1).] No estudo de revisão de Hirsberg et al. (2020) [(7)] sobre o hiperandrogenismo feminino e o desporto de elite, salientam a maior prevalência de amenorreia em atletas de elite [(1,7)], particularmente naquelas em que um corpo esbelto é considerado uma vantagem para o desempenho físico, como nos desportos estéticos e de resistência [(((1,2,3,4,7)).] Sugerem que a causa subjacente mais importante para o desenvolvimento deste problema é um défice de energia em relação ao gasto calórico, por vezes devido ao desejo de ser magro. Uma quantidade relativamente baixa de gordura corporal em relação à massa muscular é importante para o desempenho em muitas disciplinas, incluindo o atletismo [(7)]. Ao mesmo tempo, estes autores referem que um controlo rigoroso da ingestão alimentar pode conduzir à DE, que é mais prevalente na população atlética do que na população em geral [((1-7)).] Para além disso, apontam o paradoxo de que, dado que a atividade física promove a formação óssea, é curioso que estes atletas de elite tenham uma DMO reduzida. Sabe-se agora que este fenómeno resulta de uma deficiência nutricional e das suas consequências endócrinas, incluindo baixos níveis de estradiol, testosterona e IGF-I, bem como níveis elevados de cortisol [(1,7)]. Acrescentam que a AHF é uma condição reversível que pode ser invertida através do restabelecimento do equilíbrio entre a ingestão e o gasto de energia, tal como referido por Gibson et al [(1)]. Acrescentam que, se o aconselhamento nutricional e o ajustamento do treino durante pelo menos um ano não conduzirem ao recomeço da menstruação, pode ser considerada a terapêutica medicamentosa com estrogénios [7].

4.4. Síndrome dos Ovários Policísticos (SOP)

Embora a baixa disponibilidade de energia seja a causa mais comum de amenorreia entre as atletas do sexo feminino [7], nem todas as atletas com distúrbios menstruais são hipometabólicas. De facto, Hirsberg et al. identificam a SOP como uma explicação alternativa. A SOP é provavelmente a doença endócrina mais prevalente nas mulheres em idade fértil, afectando 10% da população feminina. Caracteriza-se por uma produção elevada de androgénios pelos ovários, uma ovulação prejudicada e achados ultra-sonográficos de ovários policísticos. Embora a sua etiologia seja ainda desconhecida, existem indícios de uma predisposição genética. Os aspectos endócrinos caraterísticos da SOP são a resistência à insulina e o hiperandrogenismo, que explicam os sintomas associados. As consequências clínicas são a morfologia caraterística dos ovários poliquísticos e a anovulação, que conduzem a distúrbios menstruais e à redução da fertilidade, bem como ao hirsutismo e ao acne. Além disso, estes autores acrescentam que as mulheres com SOP são mais resistentes à insulina, independentemente da obesidade, o que leva a uma hipersecreção secundária de insulina, que estimula diretamente a produção de androgénios pelas células theca dos ovários. Além disso, a insulina inibe a síntese hepática da globulina de ligação às hormonas sexuais (SHBG), elevando assim os níveis de testosterona livre e biodisponível. A resistência à insulina pode levar à obesidade abdominal [7]. O tratamento desta doença é efectuado através do tratamento dos sintomas, incluindo perturbações menstruais, infertilidade, hirsutismo e excesso de peso/obesidade. A base é um estilo de vida saudável [1,7], incluindo atividade física regular. Além disso, os contraceptivos orais combinados têm efeitos androgénicos e combatem o hirsutismo e o acne. Nesta revisão [(7)], podemos também ler que a SOP é uma doença comum entre as atletas de elite e é, de facto, a causa mais frequente de distúrbios menstruais entre as atletas olímpicas. Para diferenciar da FHA, vemos que na SOP há uma secreção diurna elevada de LH e testosterona. Em contraste, em atletas com AIH devido à deficiência energética, a pulsatilidade da LH é anulada e os níveis de testosterona são baixos [((1,7))]. Portanto, o perfil hormonal associado à SOP difere completamente da FHA. É de salientar que o físico das atletas com SOP é mais anabólico, com maior quantidade de massa muscular e maior densidade mineral óssea do que as outras atletas. Para além disso, referem que o SOP está relacionado com um melhor VO2max e que pode favorecer o desempenho, algo que não acontece na FHA. Assim, concluem que formas leves de hiperandrogenismo, como a SOP, podem melhorar o desempenho físico e, portanto, desempenhar um papel na decisão das mulheres de praticar desporto, o que pode explicar a maior incidência de SOP em mulheres atletas do que em mulheres sedentárias. Não há provas de que as actividades desportivas promovam o hiperandrogenismo [(7)].

Figura 2: Diagnóstico diferencial da AHF.

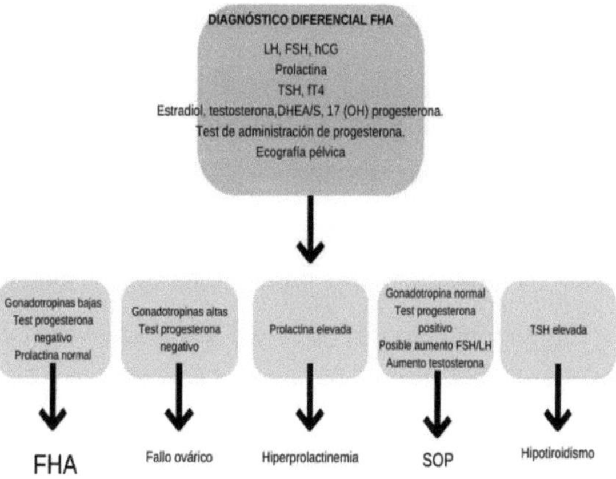

4.5. Respostas hormonais ao exercício excessivo

Dado que o exercício intenso é um gatilho para a AHF [1], Melin et al. (2019) [8] realizaram um estudo de coorte de atletas eumenorreicas (controle) e FHA sobre o impacto da função menstrual em relação à atividade física intensa. As atletas com idades entre 18 e 38 anos foram selecionadas a partir da equipa dinamarquesa e das federações suecas de desportos de resistência (média e longa distância, orientação e triatlo), e através de clubes desportivos locais na região de Oresund (Dinamarca) e na Suécia. Foram realizados dois testes de exercício incremental (T^1 e T^2) num cicloergómetro, com quatro horas de recuperação entre eles, às 11h00 e às 15h00, duas horas após o pequeno-almoço e o almoço com um máximo de 650 kcal, respetivamente. Os testes foram iniciados com uma pedalada de 6 min a 50 watts, seguida de um aumento da carga de trabalho de 12 a 14 watts por minuto até à exaustão, com uma cadência de 60 rpm. Os resultados deste estudo foram que os atletas com FHA tinham menor massa corporal total e massa gorda em comparação com os controlos, mas não foram encontradas diferenças na capacidade aeróbica. Além disso, os atletas com FHA apresentavam uma percentagem de massa isenta de gordura inferior à dos controlos. Em relação às respostas endócrinas, Melin et al. [8], concluíram que não houve diferenças na resposta hormonal após a primeira sessão de exercício ; no entanto, após o segundo teste, o IGFBP-3 aumentou mais na FHA com uma tendência semelhante para o IGF-1 e DBNF que não foram considerados significativos. Lombardi et al., (2020) [9] realizaram um estudo de revisão centrado na regulação da hormona paratiroideia (PTH) e no metabolismo cálcio-fósforo dependente da atividade física. Concluíram que as alterações nos níveis circulantes de PTH durante e após o exercício são dependentes da duração e/ou intensidade; estes investigadores colocam a hipótese de que a resposta da PTH é activada quando é excedido um limiar de intensidade e duração. De um modo geral, acrescentam que só se observam aumentos acentuados da PTH em caso de intensidade e duração elevadas (15% acima do limiar ventilatório durante mais de 50 minutos) ou em caso de intensidade baixa e duração muito longa (50% VO_2 max mais de 5 horas). No caso de séries curtas de duração muito curta (30 segundos) em intensidade máxima, não há efeito sobre a secreção de PTH. O aumento ocorre na fase final do exercício de longa duração e na fase de recuperação. Para além disso, o aumento da PTH induzido pelo exercício parece ser parcialmente motivado por um aumento dos níveis de cálcio induzido pelo exercício [(9)]. Um baixo nível de atividade física, juntamente com uma ingestão limitada de cálcio, está associado a um risco acrescido de perturbações da PTH. Um nível ótimo de atividade física, juntamente com a toma de suplementos alimentares (cálcio e/ou vitamina D), pode ser benéfico para a saúde. No entanto, é possível que essa suplementação deva ser combinada com exercício para ser eficaz [(9)].

4.6. Contraceção hormonal e desempenho desportivo

Elliot-Sale et al. [(10)], na sua meta-análise sobre a questão de saber se a utilização de contraceção hormonal melhora ou piora o desempenho, concluíram que o desempenho era ligeiramente superior nas mulheres que não utilizavam contraceção hormonal e que tinham ciclos menstruais regulares. Em conjunto, as suas conclusões indicam que os PCO podem ter um impacto relativamente negativo no desempenho; mas, de um ponto de vista prático, a decisão sobre a adequação da utilização de PCO deve ser adaptada às necessidades individuais. Em resultado da utilização de PCO, as concentrações endógenas de estradiol e progesterona são inferiores às da fase lútea média do ciclo menstrual sem PCO. Esta desregulação crónica pode ser responsável pela ligeira diminuição do desempenho no exercício demonstrada nas utilizadoras de PCO, em comparação com as que menstruam naturalmente. De facto, o perfil hormonal endógeno de uma utilizadora de PCO é comparável ao perfil observado durante a fase folicular inicial do ciclo menstrual fisiológico, ou seja, baixos níveis de estradiol e progesterona endógenos. Em conjunto, estes resultados indicam que o desempenho no exercício pode ser mediado pela concentração de hormonas ováricas endógenas em alguns indivíduos (10).

4.7. Atividade física e infertilidade

A investigação de Dhair et al. (2020) (11) explorou a associação entre o tipo, a intensidade e a frequência da atividade física e a infertilidade primária num estudo analítico observacional de caso-controlo que envolveu 320 mulheres em Gaza. Este estudo revelou resultados significativos sobre a forma como diferentes padrões de exercício afectam o eixo hormonal reprodutivo feminino. Os resultados indicam que a relação entre a atividade física e a saúde reprodutiva das mulheres pode ser tanto benéfica como prejudicial, dependendo de uma série de factores, como o tipo de atividade, a sua frequência e intensidade. O estudo concluiu que um nível ótimo de exercício regular é crucial para manter benefícios substanciais para a saúde em geral. No entanto, as mulheres que praticam exercício intenso e prolongado correm um risco acrescido de sofrer problemas relacionados com a saúde reprodutiva. Estas mulheres são mais susceptíveis de desenvolver amenorreia, quer primária quer secundária, o que pode afetar negativamente a sua fertilidade. A amenorreia é uma condição em que o ciclo menstrual é interrompido, o que pode complicar a conceção e a capacidade reprodutiva. Além disso, o estudo concluiu que as mulheres que praticam uma atividade física intensa desde muito cedo têm maior probabilidade de sofrer um atraso na menarca, que é o primeiro início da menstruação. Este atraso na menarca pode ter implicações a longo prazo na saúde reprodutiva das mulheres e no desenvolvimento hormonal. A análise também identificou diversas variáveis adicionais associadas à infertilidade primária. Verificou-se uma associação positiva significativa entre a infertilidade primária e factores como a idade do casamento superior a 28 anos, a menarca ocorrida antes dos 14 anos, bem como a pobreza e o estatuto de refugiado. Estes factores sociais e económicos podem estar inter-relacionados com os efeitos da atividade física e contribuir para a infertilidade. Dhair et al. (2020) também observaram que o estilo de vida sedentário, ou a falta de atividade física, é outro importante fator de risco para a infertilidade. Em contrapartida, as mulheres com peso normal, mesmo que pratiquem uma atividade física intensa, têm um risco menor de perturbações menstruais em comparação com as que têm excesso de peso ou são obesas. Isto sugere que o estado do peso corporal e a intensidade do exercício devem ser considerados em conjunto para avaliar o risco de infertilidade e outros problemas reprodutivos(11).

4.8. Considerações socioculturais

Heather et al. (2021) (12) realizaram um inquérito transversal a 219 atletas de elite do sexo feminino na Nova Zelândia, com o objetivo de quantificar o estado de saúde das atletas de elite do sexo feminino e de compreender os factores socioculturais que influenciam o estado de saúde. Foram recrutadas 357 atletas de elite do sexo feminino da Nova Zelândia para responder a um inquérito. 219 destas atletas completaram o inquérito. 22% preenchiam os critérios para menarca tardia, apenas 2 das inquiridas necessitaram de intervenção (medicação, aumento de peso, redução da carga de treino) para iniciar a menstruação. 63% não usavam contraceptivos hormonais, das quais 13% tinham amenorreia. Um diagnóstico prévio de oligo- ou amenorreia foi positivamente associado a uma história de fracturas de stress e de distúrbios alimentares. Trinta e sete por cento eram utilizadoras de contraceptivos hormonais. A pílula contraceptiva hormonal combinada foi mais frequentemente utilizada para contraceção, mas também para controlo menstrual, regularidade, redução dos sintomas e acne. Cinquenta e seis por cento referiram efeitos secundários no humor e aumento de peso (12). A maioria das atletas do sexo feminino referiu sintomas do ciclo menstrual (Tabela 4).

Quadro 2: Caraterísticas do ciclo menstrual [12]

Menstrual cycle characteristic	n	Respondents	Percent
Regularity (when not using hormonal contraception)			
Regular	111	206	54
Not regular	32	206	16
Don't know/Other	63	206	31
Menstrual cycle-related symptoms			
Pelvic pain	115	202	57
Increased fatigue	99	202	49
Low back pain	94	202	47
Disrupted sleep	58	202	29
Headaches	39	202	19
Pain in thighs	20	202	10
Nausea or vomiting	17	202	8
Other	46	202	23
Nil	41	202	20
Requiring pain relief during menstruation			
Never	65	203	32
Rarely	72	203	35
Most of time	54	203	27
Always	12	203	6
Menstrual period characteristics			
Considered heavy	60	203	30
Not considered heavy	146	203	72
Need to frequently change pads or tampons	50	201	25
Passing large blood clots	42	201	21
Flooding through protection	34	201	17
Required to use double sanitary protection	17	201	8
Struggle to complete training without changing sanitary protection	18	201	8

Um terço das atletas do sexo feminino referiu que o seu ciclo menstrual era afetado pelo volume de treino. Trinta e seis por cento consideravam que o seu ciclo menstrual tinha um impacto negativo no seu desempenho, enquanto 28% consideravam que o desempenho não era afetado pelo seu ciclo menstrual. Quatro por cento consideravam que o seu ciclo menstrual tinha um impacto positivo no desempenho. 86% referiram que não se ausentavam dos treinos por causa da menstruação [12]. Também no inquérito de Heather et al. (2021) [12] foram incluídas questões sobre a pressão social sobre as atletas do sexo feminino. Os resultados foram que 73 % das atletas sentiam que o seu desporto exercia pressão sobre elas para mudarem a sua aparência, o que acreditavam ser prejudicial para a sua saúde. Os media sociais foram a fonte de pressão mais reconhecida. 33 dos atletas referiram ter adotado práticas alimentares desordenadas para obter o corpo "ideal" e 22 referiram ter sido aconselhados pelo seu treinador a perder peso por razões relacionadas com o desempenho. 1 em cada 3 atletas referiu nunca ter recebido qualquer informação relacionada com a saúde. Oitenta por cento referiram que não havia qualquer barreira à comunicação, no entanto, foram observadas barreiras quando o treinador, o médico e outros profissionais de apoio eram do sexo masculino, uma vez que havia uma perceção de falta de conhecimento e estigmatização da questão [12].

4.9. Tríade do Atleta Feminino/ Deficiência Energética Relativa no Desporto (RED-S)

Desde o início da década de 1990, a Tríade da Atleta Feminina tem sido usada para descrever atletas do sexo feminino que também têm distúrbios alimentares, amenorreia e baixa densidade mineral óssea [(1,13, (14))]. Em 2017, o Colégio Americano de Obstetras e Ginecologistas reviu esta terminologia para a tornar mais inclusiva. Os critérios actuais são: Baixa disponibilidade energética com ou sem distúrbio alimentar, disfunção menstrual e baixa densidade mineral óssea [1,14]. Este termo difere da FHA porque não é necessário que a atleta seja amenorreica para cumprir os critérios da tríade. Nem todos os doentes com FHA são atletas ou cumprem os critérios da tríade. Todas as atletas do sexo feminino estão em risco de ter este problema [14], independentemente da sua constituição corporal ou desporto. Todas as mulheres activas devem ser avaliadas em relação aos componentes da tríade e devem ser realizadas avaliações adicionais se um ou mais componentes forem identificados. A utilização do ciclo menstrual como um sinal vital é uma ferramenta útil para identificar mulheres em risco e deve ser parte integrante do exame físico desportivo antes do planeamento do treino e da competição [14].No estudo de revisão de Williams et al. (2019) [15], é de salientar a representação concetual da Tríade da Atleta Feminina e da Deficiência Energética Relativa no Desporto nas Figuras 6 e 7 [15].

Figura 3: Ilustração dos aspectos da tríade da mulher atleta [15]

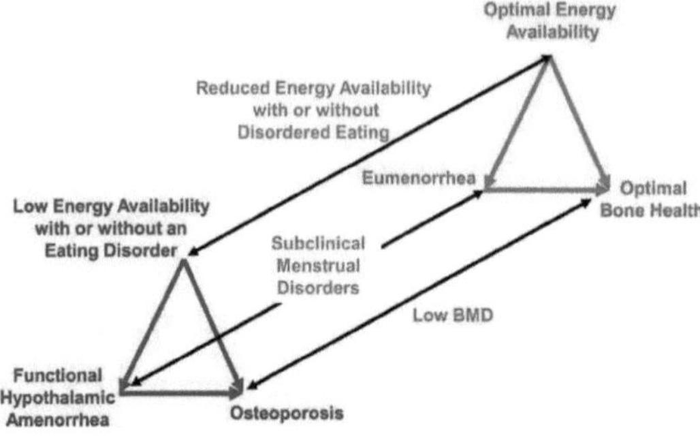

Na imagem, podem ver-se os três componentes inter-relacionados da tríade da mulher atleta, que são a disponibilidade de energia, o estado menstrual e a saúde óssea [1,13,14,15]. A disponibilidade de energia afecta diretamente o estado menstrual e, por sua vez, a disponibilidade de energia e o estado menstrual afectam diretamente a saúde óssea. Uma saúde óptima é indicada por uma disponibilidade energética óptima, eumenorreia e uma saúde óssea óptima, enquanto no outro extremo do quadro, a forma mais grave da tríade da mulher atleta é caracterizada por uma baixa disponibilidade energética com ou sem um distúrbio alimentar, FHA e osteoporose [(15)].

Figura 4: Consequências para a saúde da energia relativa no desporto (RED-S). [15]

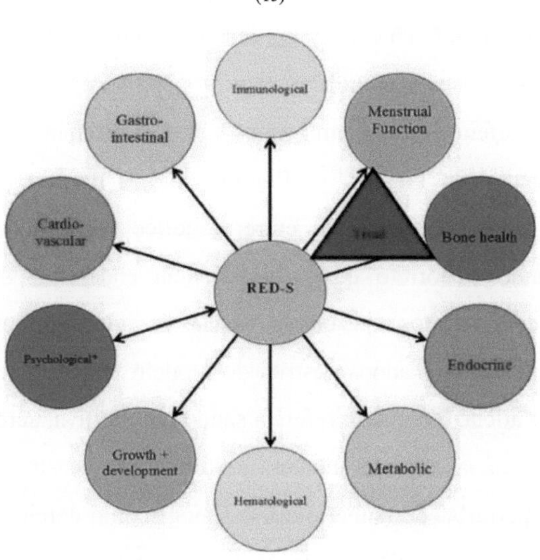

A Figura 7 [15] representa uma visão alargada da Tríade do Atleta Feminino para ilustrar uma gama mais ampla de resultados e de aplicação aos atletas masculinos. Estes autores salientam que o RED-S não deve ser considerado como uma condição diagnosticável ou como uma síndrome baseada em evidências, mas sim como um conceito, como já foi o caso da Tríade, que necessitará de ampla discussão, debate e experimentação [(15)].De Souza et al, (2017) [16], na sua revisão para avaliar o estado atual da Tríade da atleta feminina, destacam vários aspetos como o facto de as atletas femininas que sofrem da Tríade apresentarem frequentemente um ou mais dos três componentes da Tríade, sendo que a presença de um deles é suficiente para a diagnosticar [(14,15)]. É importante reconhecer que cada componente da Tríade se apresenta ao longo de um continuum, desde um ponto de partida saudável até um ponto de gravidade não saudável (ver figura 6). Para além disso, a progressão através das três fases pode ocorrer a ritmos diferentes. Acrescenta ainda que, após a Tríade, foi proposta uma alternativa denominada Deficiência Energética Relativa no Desporto (RED-S), que é descrita como uma roda (ver figura 7) em que a deficiência energética actua como o eixo central. Estes autores salientam que este modelo é incorreto, pois sugere que a deficiência energética exerce efeitos diretos em muitos sistemas diferentes não incluídos no modelo fundamental da Tríade [(15)]. Por exemplo, o modelo RED-S descreve incorretamente uma relação direta entre o défice energético e a disfunção endotelial, quando é correto que a deficiência energética suprime o eixo reprodutivo, que tem efeitos a jusante na função vascular. Por conseguinte, estes autores advertem contra a adoção estrita do modelo RES-S como substituto da tríade da mulher atleta. No que se refere à saúde reprodutiva, acrescentam que as perturbações associadas à tríade incluem perturbações menstruais graves, como a amenorreia, e perturbações subclínicas definidas como defeitos da fase lútea e anovulação. Além disso, referem que a função menstrual óptima depende da disponibilidade de combustível. Mencionam também a investigação que explora as ligações neuroendócrinas entre o estado nutricional e a função reprodutiva, acrescentando que vários estudos identificam a leptina como um sinal-chave para o eixo reprodutivo hipotalâmico. Em relação à leptina, no ensaio clínico de Moskvicheva et al. [(18)], foi efectuada uma avaliação do estado nutricional, antropometria, distúrbios alimentares, tecido adiposo e níveis de leptina em 48 doentes com FHA. O estudo do estado nutricional revelou uma discrepância entre a ingestão calórica e o gasto energético em 50% dos doentes, uma ingestão inadequada de hidratos de carbono em 91,7% e uma ingestão elevada de proteínas em 70,8% dos doentes. Além disso, foi observada uma perda de peso em 29,2% dos pacientes, gordura corporal em 100% dos pacientes com baixo IMC e em 58,8% com IMC normal. Foi detectada uma diminuição dos níveis de leptina em 77,1% dos doentes e uma hipercolesterolemia sem aumento do índice aterogénico em 68,8% dos doentes [(18)].

4.10. Redução da Densidade Mineral Óssea (DMO)

A densidade mineral óssea (DMO) é crucial para desportistas e atletas, uma vez que influencia diretamente a saúde óssea e a prevenção de fracturas. Uma DMO adequada garante que os ossos são fortes e capazes de suportar as tensões e os impactos recorrentes associados ao treino e à competição. Os atletas que participam em desportos de alto impacto, como o atletismo, o basquetebol ou o futebol, correm um risco acrescido de fracturas se a sua densidade óssea for insuficiente. Além disso, uma DMO adequada é essencial para a prevenção da osteoporose e de outras doenças ósseas degenerativas. Os atletas com baixa densidade mineral óssea podem enfrentar um risco acrescido de fracturas de stress, que são comuns em desportos que envolvem cargas repetitivas elevadas. A monitorização regular da DMO ajuda a identificar deficiências e a tomar medidas preventivas ou corretivas, tais como ajustes na nutrição, no treino e na suplementação com cálcio e vitamina D.

A DMO também tem impacto no desempenho desportivo; ossos fortes e saudáveis permitem uma recuperação mais rápida e uma maior resistência ao esforço físico. Por conseguinte, manter uma densidade mineral óssea óptima é crucial não só para a saúde geral de um atleta, mas também para garantir uma carreira desportiva prolongada e bem sucedida.

O objetivo do ensaio clínico de Southmayd et al. (2016) [(19)], foi descrever a DMO e a geometria óssea estimada em mulheres praticantes de exercício físico (n = 60) agrupadas de acordo com o estado energético e o estado de estrogénio, resultando em quatro grupos distintos. O presente estudo descreve as caraterísticas ósseas em mulheres jovens fisicamente activas em função da energia e do estado de estrogénio, demonstrando que estes factores exercem efeitos combinados e independentes na DMO, na geometria óssea e na força óssea estimada. Os resultados mostraram que a combinação de uma deficiência energética e de uma deficiência de estrogénios é mais prejudicial para o osso do que qualquer uma das deficiências isoladamente e, dado que a deficiência energética precede frequentemente os distúrbios menstruais nas mulheres que praticam exercício físico, é provável que o tratamento do hipoestrogenismo sem tratar o aspeto de desnutrição da deficiência energética seja insuficiente para preservar ou restaurar a saúde óssea. Estes dados fornecem mais provas de que uma energia adequada e uma função menstrual saudável devem ser prioridades de saúde nas mulheres jovens que praticam exercício físico [(19)].

No estudo de revisão de Papageorgiou et al. (2018) [((20)),] acrescentam que a deficiência energética, a curto prazo, pode aumentar os marcadores de reabsorção óssea e diminuir os marcadores de formação óssea em mulheres activas. A longo prazo, acrescentam que a deficiência energética levará a uma menor massa óssea, metabolismo prejudicado, aumento do risco de lesões e fracturas de stress [(20)].

Ogwumike et al. (2018) [(21)] realizaram um estudo para investigar a associação entre o estado do ciclo menstrual e os problemas musculoesqueléticos através de um inquérito transversal a atletas do sexo feminino na Nigéria. As participantes foram objeto de uma amostragem intencional. A partir desta investigação, concluíram uma prevalência de 24,9% de irregularidades menstruais nas participantes, das quais 15,4% e 9,5% sofriam de oligomenorreia e amenorreia, respetivamente. A prevalência global de perturbações menstruais durante 12 meses foi de 56,6%. A prevalência de perturbações menstruais entre as participantes que referiram irregularidades menstruais foi de 81,1% e 69,6%, respetivamente, para a oligomenorreia e a amenorreia. Observou-se que as atletas amenorreicas tinham um maior número de ausências da participação desportiva por mais de 30 dias devido a distúrbios menstruais importantes. Verificou-se uma associação significativa entre o estado do ciclo menstrual e os problemas músculo-esqueléticos nas atletas do sexo feminino na Nigéria [(21)].

Wasserfurth et al. (2017) [22] observam que as corredoras com FHA têm níveis mais baixos de estrogénio [19,22]; como consequência, a rápida perda óssea está associada a distúrbios menstruais. O risco de fratura óssea em corredoras de elite amenorreicas é nove vezes superior ao das suas congéneres saudáveis. Nas mulheres, os níveis de estradiol são extremamente sensíveis ao LEA. O estradiol preserva a DMO através do aumento dos osteoclastos e da diminuição da apoptose dos osteoblastos. A influência do LEA na DMO é evidente na análise dos marcadores do turnover ósseo. Os autores referem que foram encontradas alterações em três marcadores de renovação óssea em resposta ao PSA de curta duração em mulheres que praticam exercício físico, uma redução dos marcadores de formação óssea osteocalcina plasmática e do propeptídeo carboxi-terminal do procolagénio tipo I no sangue e um aumento do marcador de reabsorção óssea telopeptídeo N-terminal na urina. A LEA extrema (10 kcal/kg FFM/dia) aumentou os marcadores de reabsorção óssea, enquanto os marcadores de formação óssea diminuíram em níveis mais baixos de restrição energética entre 20-30 kcal [22].

O estudo de revisão de Southmayd et al (2017) [23] mostra que a perda óssea associada à tríade nem sempre pode ser totalmente recuperada após um período de LEA crónica e hipoestrogenismo· Indicam que as atletas amenorreicas têm 2% a 17% menos DMO na coluna lombar do que as atletas eumenorreicas. Os enviesamentos da saúde óssea nas mulheres afectadas pela tríade também incluem adaptações desfavoráveis na geometria óssea; as mulheres com irregularidade menstrual têm três vezes mais probabilidades de ter uma área de secção transversal do colo do fémur baixa. Acrescentam ainda que a geometria, a microarquitectura e a resistência estimada estão também comprometidas. Além disso, foram observados benefícios ósseos em atletas eumenorréicas, mas não em amenorréicas. Este estudo sugere que a regularidade menstrual implica um ambiente saudável de estrogénios e energia adequada [19, 22, 23] para proteger a saúde óssea, o que implica um menor risco de fracturas. Nas atletas do sexo feminino, as fracturas de stress são uma grande preocupação, com uma incidência de 9,2% em todas as atletas do sexo feminino, mas podem ser superiores a 20% em atletas de desportos magros como o atletismo. É importante salientar que uma avaliação recente do efeito cumulativo da tríade de factores de risco na incidência de lesões por stress ósseo revelou que ter uma DMO baixa e um IMC <21,0 kg/m^2 resultava num aumento de 4,7 vezes no risco de lesões por stress ósseo, que aumentava para 6,8 vezes se o atleta treinasse pelo menos 12 horas por semana [(23)].Nesta revisão [(23)], referem que, num estudo de acompanhamento de um ano sobre a baixa DMO em corredoras amenorreicas, as corredoras que retomaram a menstruação ganharam 1,9 kg, coincidindo com um aumento significativo de 0,071 g/cm^2 na DMO da coluna lombar, em comparação com as diminuições adicionais da DMO observadas nas corredoras que permaneceram amenorreicas. Em particular, as corredoras que retomaram a menstruação ainda tinham uma DMO 13% mais baixa do que as corredoras que eram eumenorréicas na linha de base, salientando que o potencial de recuperação óssea pode ser limitado e que o tempo de recuperação óssea é mais longo do que o da recuperação energética e menstrual [(23)].

4.11. Opções de tratamento para uma saúde óssea deficiente

Uma vez que existe uma relação direta entre o aumento de peso e o aumento da DMO, as intervenções nutricionais são o tratamento mais lógico e a primeira linha de terapia para a tríade, uma vez que esta estratégia visa a etiologia da síndrome: a deficiência energética crónica.

De acordo com Southmayd et al (2017) [(23)], as diretrizes especificam a necessidade de uma abordagem multidisciplinar, com uma abordagem através da melhoria da ingestão de energia e da educação nutricional por um dietista. Para os distúrbios alimentares mais graves, a avaliação e o tratamento requerem um médico, um dietista desportivo e um profissional de saúde mental. Se, após um ano de tratamento, não for conseguida a reversão da deficiência energética, se não houver redução do z-score da DMO ou se ocorrerem novas fracturas, devem ser consideradas estratégias farmacológicas para além dos planos de tratamento nutricional. As estratégias farmacológicas serão direcionadas para o hipoestrogenismo com terapêutica contraceptiva oral combinada. De acordo com este estudo, 92% dos especialistas em medicina desportiva e médicos de família prescreveram terapia OCP para aumentar a DMO em atletas amenorreicas. Em conclusão, a abordagem dos factores estrogénicos e energéticos com tratamento adequado é da maior importância [(23)].

4.12. Considerações nutricionais para a prevenção

Wasserfurth et al. (2017) [(22)], no seu estudo de revisão, observaram que, em mulheres saudáveis, os níveis mais baixos de leptina dependem inteiramente da disponibilidade de energia, mas são também uma resposta ao treino físico a longo prazo. Observam que, quando a disponibilidade de energia é inferior a 30 kcal/kg LBM/dia, a leptina é reduzida às 24 horas, diminuindo a Taxa Metabólica Basal (BMR), inibindo a função da tiroide, o eixo reprodutivo e de crescimento e a resposta inflamatória. Observam que, em estudos com mulheres sedentárias de peso normal, 45 Kcal/kg de TMB/dia foi apresentado como um limiar a partir do qual se pode atingir um equilíbrio energético ótimo. Um limiar de 30-45 Kcal/kg LBM/dia já é considerado baixo e os atletas só devem permanecer neste limiar durante um curto período de tempo. De qualquer modo, os estudos revistos por estes autores mostraram que um limiar inferior a 30 Kcal/kg LBM/dia parece ser aquele em que se verificam implicações graves para a saúde ao fim de apenas 5 dias em mulheres saudáveis(22). Além disso, acrescentam que, ao fim de 4 dias num limiar entre 19 e 25 kcal/kg, se verificou uma redução da triiodotironina (T3) em mulheres exercitadas que eram previamente inactivas. De um modo geral, o treino crónico induz um ligeiro aumento fisiológico das hormonas tiroideias em atletas de força de elite e corredores de resistência, o que pode, em certa medida, contrariar a redução de T3 e de NEAT (non-exercise activity thermogenesis) [22].Em conjunto, estes autores [22] sugerem que, à medida que a disponibilidade de energia diminui, quer intencionalmente através da restrição calórica, quer involuntariamente através do aumento do gasto energético do exercício, ocorrerão adaptações metabólicas. Embora estas alterações sejam normais e insignificantes se os atletas regressarem a uma ingestão energética adequada, por exemplo, após uma fase de dieta estruturada, podem ser problemáticas em indivíduos que têm um desejo constante de perder peso. Embora o peso corporal diminua no início de uma fase de dieta, haverá inevitavelmente um platô na perda de peso prolongada pela baixa ingestão de energia. Embora esta seja uma adaptação fisiológica normal, alguns atletas podem começar a diminuir ainda mais a ingestão de energia para continuar a perder peso. Este comportamento conduzirá a uma espiral descendente de restrição calórica, perda de peso e planalto seguido de outro ciclo, o que acabará por resultar em LEA [22]. Acrescentam que, após um LEA de 5 dias, os níveis de glucose e insulina no sangue em jejum diminuem, enquanto a cetona β-hidroxibutirato (BHB) aumenta. Nos atletas com a tríade, a hipoglicémia e a hipercolesterolemia são comuns. Em contraste com o papel cardioprotector do exercício, a alteração dos níveis de colesterol pode ser desfavorável à saúde cardiovascular. Os resultados desta revisão indicam que a redução da atividade glicolítica e o aumento da atividade lipolítica durante o LEA ocorre devido à poupança de combustível dos hidratos de carbono. Isto deve-se possivelmente a reservas limitadas de glicogénio. Acrescentam que as reservas de gordura em atletas de alto rendimento estão frequentemente próximas do limite inferior de 5% para homens e 12% para mulheres, especialmente em atletas envolvidos em desportos de resistência ou estéticos [22].

Southmayd et al (2017), [23] no seu estudo sobre o tratamento nutricional em relação às opções farmacológicas da tríade da mulher atleta, observam que a primeira linha de tratamento para restaurar a função menstrual e melhorar a saúde óssea em mulheres com FHA é abordar a deficiência energética, aumentando a ingestão de alimentos e reduzindo a carga de treino. Os autores dão particular importância ao conceito de recuperação menstrual, que deve incluir critérios como 3 ciclos consecutivos inferiores a 36 dias, recomeço da menstruação acompanhado por um aumento específico da concentração de estrogénios durante a fase folicular e ovulação ou formação evidente de corpo lúteo observada por aumentos de progesterona na fase lútea. Estes critérios resultam em maiores associações entre a recuperação menstrual e a saúde óssea, uma vez que a exposição ao estrogénio é provavelmente maior [(23)]. Nesta revisão [(23)], o objetivo é um ganho de peso de aproximadamente 0,5 kg a cada 7 a 10 dias, aumentando a ingestão energética em 20% a 30% acima das necessidades iniciais. Segundo esses autores, não há um limiar claro de gordura versus ganho de peso que determine a recuperação menstrual ou óssea. Em todo o caso, entendem que os benefícios da recuperação de peso na saúde óssea são duplos: a retoma da menstruação corrige o hipoestrogenismo para regular a baixa reabsorção óssea e reservas energéticas adequadas melhoram o perfil hormonal para regular a formação óssea. Os factores de previsão clinicamente mais importantes da recuperação do eixo HPO são o aumento de peso e o IMC. Acrescentam que um aumento de 2,7 kg no peso corporal numa atleta amenorreica, conseguido através do aumento da ingestão de energia em 360 Kcal/dia, restaurou a pulsatilidade da LH, assemelhando-se ao padrão observado nas mulheres eumenorreicas. Além disso, relataram aumentos significativos no peso corporal de cerca de 5 kg (58,0 ± 2,0 a 63,3 ± 2,3 kg) em mulheres que retomaram a menstruação, em comparação com aumentos não significativos no peso corporal de 1,3 kg (57,7 ± 3,2 a 59,0 ± 3,4 kg) em mulheres que não retomaram a menstruação. Além disso, os autores observam que a probabilidade de amenorreia persistente duplica por cada redução de 1 kg/m^2 no IMC. Estes dados realçam a importante relação entre o estado dos estrogénios e o estado energético.

- **Cálcio e vitamina D:**

O cálcio e a vitamina D são fundamentais para a saúde óssea das atletas femininas, uma vez que ambos os nutrientes desempenham papéis críticos na formação e manutenção de ossos fortes. O cálcio contribui para a densidade óssea, reduzindo o risco de fracturas e lesões, que são comuns em desportos de alto impacto. A vitamina D, por outro lado, facilita a absorção de cálcio no intestino, garantindo que o mineral esteja disponível para uma mineralização óssea adequada. Além disso, ambos os nutrientes são essenciais para a função muscular; o cálcio ajuda na contração muscular e na coordenação neuromuscular, enquanto a vitamina D melhora a força e a função muscular. A deficiência destes nutrientes pode levar à fraqueza óssea, aumentando o risco de fracturas de stress e lesões. De acordo com este estudo [(23)], as recomendações de ingestão diária de cálcio situam-se entre 1000 e 1300 mg/dia. No caso da vitamina D, em corredoras de longa distância, a suplementação de cálcio de 800 mg/dia, adicionada a uma ingestão habitual de cálcio na dieta de aproximadamente 1000 mg/dia, preveniu a perda de DMO no fémur, em comparação com uma diminuição de 2% na DMO em corredoras tratadas com placebo . A suplementação com cálcio e vitamina D também demonstrou ser benéfica na redução do risco de desenvolver fracturas de stress devido a treinos extenuantes. Mencionam um estudo realizado em mulheres militares em que a ingestão de 2000 mg/dia de cálcio e 800 UI/dia de vitamina D mostrou uma redução de 21% na incidência de fracturas de stress em comparação com as tratadas com placebo. Além disso, sugerem que, em atletas do sexo feminino com carência energética, o aumento da ingestão de cálcio e vitamina D pode ser o resultado do aumento da ingestão calórica [(23)].

- **Considerações sobre a ingestão calórica**

O desenvolvimento adequado da ingestão calórica nas mulheres atletas é crucial para otimizar o desempenho e a saúde em geral. Uma ingestão calórica adequada

A ingestão calórica adequada fornece a energia necessária para suportar o treino intenso e as exigências físicas do desporto, ajudando a manter a resistência e a capacidade atlética. A ingestão insuficiente de calorias pode resultar em fadiga, diminuição do desempenho e recuperação inadequada após o exercício. Além disso, um défice calórico prolongado pode levar à perda de massa muscular e afetar negativamente a saúde óssea, aumentando o risco de fracturas e perturbações como a amenorreia. Uma ingestão calórica adequada garante também que o organismo dispõe dos nutrientes necessários para as funções metabólicas essenciais, como a regulação hormonal e a reparação celular.

Wohlgemuth et al [(24)], definem a disponibilidade de energia (AE) como a energia remanescente após ter em conta o dispêndio de energia da atividade física; esta energia está disponível para ser utilizada nos processos metabólicos vitais do organismo. Cinco dias consecutivos [(22,24)] de baixa AE (< 30 kcal/kg LBM/dia) em mulheres resultaram numa diminuição da disponibilidade de hidratos de carbono, o que teria implicações diretas no desempenho. O objetivo é uma AE ideal de 40-45 kcal/kg LBM/dia para manter a saúde óssea e o metabolismo. Além disso, pode ser benéfico aumentar a ingestão calórica e de certos macronutrientes ao longo de certas fases do ciclo menstrual [(24)].

- **Hidratos de carbono [(24)]**

Os hidratos de carbono são uma fonte vital de combustível durante o exercício de intensidade moderada a elevada. Atualmente, o intervalo aceitável de distribuição de macronutrientes para os hidratos de carbono é de 45-65% do total de calorias, com recomendações de 6-10 g/kg/dia em indivíduos activos. As necessidades deste macronutriente dependem muito da duração e da intensidade do treino, sendo que as actividades mais longas e mais intensas aumentam a procura. A correlação entre o desempenho e o teor de glicogénio muscular sugere que as estratégias de carga de hidratos de carbono podem aumentar o desempenho. Uma vez que a maioria dos estudos sobre a carga de hidratos de carbono se centra nos homens, partiu-se do princípio de que orientações semelhantes seriam aplicáveis às mulheres. No entanto, esta revisão observa que homens e mulheres diferem na capacidade de carga de hidratos de carbono seguindo o mesmo protocolo. Por exemplo, mencionam um estudo em que aplicaram um protocolo que aumentava a ingestão de hidratos de carbono de 55% para 70% em ciclistas masculinos e femininos treinados durante 4 dias. As mulheres, que se encontravam na fase folicular do ciclo menstrual, não apresentaram alterações significativas no conteúdo de glicogénio muscular nem no desempenho num teste de resistência submáxima, enquanto os homens melhoraram ambos os parâmetros (41% e 45%, respetivamente). Isto deve-se ao facto de, apesar de a carga de 4 dias ser igual em ambos os sexos, a ingestão diária absoluta de hidratos de carbono ser superior nos homens, o que realça a importância de cumprir as recomendações de g/kg/dia de hidratos de carbono, especialmente nas mulheres. Estes autores observam, na sua revisão, que uma dieta rica em hidratos de carbono (8,2 g/kg/dia) resulta num maior teor de glicogénio muscular (13%) e num melhor desempenho num teste de resistência submáxima, em comparação com uma dieta moderada em hidratos de carbono (4,7 g/kg/dia). Concluem também que as mulheres podem realizar cargas de hidratos de carbono durante ambas as fases do ciclo menstrual, seguindo as recomendações de 8-10 g/Kg/dia nos 3 dias anteriores ao evento; no entanto, com uma ingestão crónica mais baixa, o armazenamento de glicogénio parece ser mais eficaz com aumentos de hidratos de carbono a curto prazo na fase lútea do ciclo menstrual, quando as taxas de oxidação dos hidratos de carbono são elevadas. Relativamente aos efeitos da suplementação com hidratos de carbono durante o exercício de resistência prolongado, durante as fases folicular e lútea, a ingestão de uma solução de hidratos de carbono a 6% de 15 em 15 minutos melhora o desempenho e minimiza as diferenças na concentração de glicose no sangue entre as fases do ciclo menstrual. Além disso, o consumo de 500-1000 ml da solução de hidratos de carbono a 6% está dentro das diretrizes comuns para atletas de resistência de 30-60 g/hora. Após um exercício de resistência prolongado, a reposição das reservas de glicogénio muscular é uma prioridade. Nas mulheres, a capacidade de repor as reservas varia ao longo do ciclo menstrual, com a maior capacidade a ocorrer durante a fase folicular. Além disso, esta revisão inclui que o atraso na ingestão de hidratos de carbono no período imediatamente a seguir ao exercício (2 horas) resulta em taxas reduzidas de armazenamento de glicogénio. Por conseguinte, as mulheres devem concentrar-se no consumo rápido de, pelo menos, 0,75 g/kg de hidratos de carbono após o exercício prolongado para restaurar o glicogénio consumido durante o exercício. Nesta revisão [24], acrescentam as recomendações gerais para a ingestão de hidratos de carbono em atletas do sexo feminino da seguinte forma Na preparação para o exercício de resistência prolongado (> 90 minutos), as mulheres podem considerar o carregamento de hidratos de carbono através do consumo de 8-10 g/kg de peso corporal nos 3 dias anteriores ao evento, especialmente se o evento ocorrer na fase folicular. Nas horas que antecedem o evento, deve ser dada prioridade a 1 g/kg de peso corporal para garantir a disponibilidade de hidratos de carbono durante a atividade. Durante o exercício prolongado de resistência, as mulheres devem consumir 500-1000 ml de solução de hidratos de carbono a 6% por hora. Após o exercício, as mulheres devem consumir rapidamente pelo menos 0,75 g/kg de hidratos de carbono para iniciar o processo de reposição das reservas de glicogénio muscular.

- **Gorduras [24]**

A ingestão adequada de gorduras é essencial para as mulheres atletas por várias razões fundamentais. As gorduras, em particular as gorduras saudáveis, como os ácidos gordos ómega 3 e ómega 6, desempenham um papel crucial na saúde geral e no desempenho atlético. Em primeiro lugar, fornecem uma fonte densa de energia, crucial para manter a resistência durante treinos longos e intensos , uma vez que cada grama de gordura fornece aproximadamente 9 calorias, em comparação com 4 calorias por grama de proteínas e hidratos de carbono. As gorduras são também essenciais para a absorção de vitaminas lipossolúveis, como as vitaminas A, D, E e K, que são essenciais para a saúde óssea, a função imunitária e a recuperação muscular. Em particular, a vitamina D, presente em alguns alimentos ricos em gordura, é vital para a saúde dos ossos e para a regulação hormonal. Além disso, os ácidos gordos essenciais, como o ómega 3, têm propriedades anti-inflamatórias que podem ajudar a reduzir a dor e a inflamação muscular, acelerando a recuperação pós-treino. A ingestão adequada de gorduras é também crucial para a regulação hormonal, incluindo as hormonas sexuais que afectam a função reprodutiva e o ciclo menstrual. Uma ingestão insuficiente de gorduras pode levar a desequilíbrios hormonais e a problemas como a amenorreia, que podem afetar negativamente a saúde e o desempenho. Nesta revisão, Wohlgemuth et al [(24)] referem que as gorduras são essenciais para a manutenção das concentrações das hormonas sexuais e para a absorção das vitaminas lipossolúveis. Para as mulheres, a ingestão adequada de gorduras pode ajudar a manter ciclos menstruais normais. As mulheres devem atribuir 20% das calorias totais às gorduras, tendo em conta que existem recomendações adicionais para os ácidos gordos ómega 6 (ácido linoleico) e ómega 3 (ácido α-linoleico), que são recomendados em 12 g e 1,1 g/dia, respetivamente, numa proporção de 5-10:1. Por último, devem procurar obter pelo menos 15% das calorias totais de fontes de gordura não transformada. Além disso, acrescentam que as variações das hormonas sexuais femininas durante as fases folicular e lútea do ciclo menstrual influenciam o metabolismo das gorduras. Níveis elevados de estrogénio durante a fase lútea promovem a lipólise através de uma maior sensibilidade à lipoproteína lipase e de um maior crescimento. Durante a fase folicular, os níveis de estrogénio são mais baixos, o que resulta numa menor dependência da gordura como substrato energético. Por conseguinte, há uma maior dependência da oxidação das gorduras na fase lútea do que na fase folicular. Concluem que deve ser dada mais ênfase à ingestão de gorduras na dieta durante a fase lútea do ciclo menstrual para apoiar a maior dependência da gordura metabolismo.

• **Proteínas** [(24)]

O músculo mantém um equilíbrio constante entre a degradação proteica muscular (MPB) e a síntese proteica muscular (MPS). Manter uma ingestão adequada de proteínas é fundamental para garantir que a taxa de MPS é pelo menos igual à de MPB para manter a massa muscular. A atual dose dietética recomendada (DDR) de proteínas para todos os adultos sedentários com mais de 18 anos é de 0,8 g/Kg/dia. No entanto, nesta revisão, os autores salientam que este valor parece estar desatualizado e se baseia num método de balanço de azoto que pode não ser tão preciso como as técnicas mais recentes. Foi também sugerido que pode ser mal interpretado como um nível ótimo de ingestão de proteínas e não como um nível mínimo para evitar a perda muscular. Além disso, sugerem que é provável que as mulheres necessitem de uma maior ingestão de proteínas devido a uma maior oxidação proteica; foi sugerido que o ponto de partida para as mulheres é de 1,6 g/kg/dia, embora sejam necessários mais estudos em mulheres para determinar isto. As hormonas sexuais femininas (estrogénio e progesterona) atingem o seu pico durante a fase lútea média, o que corresponde a um aumento da oxidação proteica em repouso. Sabe-se que as mulheres necessitam de mais lisina durante a fase lútea do que durante a fase folicular, por razões relacionadas com a regulação da utilização de aminoácidos pela progesterona. O pico de progesterona durante a fase lútea média tem sido associado a uma redução dos níveis plasmáticos de aminoácidos em consequência do aumento da biossíntese de proteínas devido ao espessamento do endométrio. O aumento da ingestão de proteínas durante a fase lútea média é justificado pelas exigências anabólicas do organismo, nomeadamente durante a prática de exercício físico. Quando combinado com o treino de resistência, o aumento da ingestão de proteínas tem um efeito sinérgico com o aumento da força e da massa muscular, ou seja, a hipertrofia. No caso das atletas do sexo feminino, esta revisão refere que a necessidade média de proteínas é de 1,63 g/kg/dia durante a fase folicular do ciclo menstrual. Com o aumento da oxidação proteica na fase lútea, as necessidades serão aumentadas. A fase do ciclo deve ser tida em conta quando se avaliam as necessidades proteicas alimentares das atletas femininas. Nesta revisão [(24)] sugerem que as mulheres têm necessidades diárias de proteína mais elevadas do que a atual quantidade recomendada de 0,8 g/kg/dia. As atletas de força e resistência devem consumir pelo menos 1,6 g/Kg/dia. Distribuir o consumo ao longo do dia em porções de 20-30 g é mais ideal em relação a uma ingestão maior ou a uma ingestão menor e mais frequente.

4.13. Utilização de suplementos na mulher atleta

- **Beta-alanina** [(24)]

A beta-alanina é um suplemento importante para as mulheres atletas devido ao seu impacto significativo no desempenho físico e na resistência. Este aminoácido não essencial contribui para a síntese da carnosina, um dipeptídeo que actua como um tampão ácido nos músculos. A carnosina ajuda a neutralizar o ácido lático que se acumula durante o exercício intenso, reduzindo a acidose muscular e a fadiga. Ao diminuir a acumulação de ácido lático, a beta-alanina permite aos atletas manter um nível mais elevado de desempenho durante actividades prolongadas e de alta intensidade. Além disso, a beta-alanina pode melhorar a capacidade de treino e acelerar a recuperação entre sessões. Isto é crucial para as mulheres que treinam intensamente e procuram maximizar os seus resultados. Estudos demonstraram que a suplementação com beta-alanina pode aumentar a duração do exercício e melhorar o desempenho em exercícios com uma duração de 1-4 minutos, como o sprinting e o treino intervalado. Wohlgemuth et al., (2021), referem que este suplemento é um aminoácido não essencial que melhora o desempenho do exercício aumentando os níveis de carnosina muscular e actua como um tampão de iões de hidrogénio, reduzindo assim o pH. Foi demonstrado que o aumento da carnosina muscular resulta em melhorias no desempenho do exercício que duram principalmente 2-4 minutos. Embora a maioria dos dados sobre a suplementação com beta-alanina seja de homens, verificou-se que, nas mulheres, os níveis iniciais de carnosina muscular são mais baixos, o que sugere que elas podem obter maiores benefícios em comparação com os homens. Além disso, os níveis de carnosina são mais elevados nas mulheres que consomem mais proteínas na sua alimentação e, por conseguinte, são capazes de retardar a fadiga do que as mulheres com níveis mais baixos de carnosina. Relativamente a esta suplementação, a toma de um suplemento de libertação lenta de 6 g/dia durante 28 dias permite aumentar os níveis de carnosina muscular em 16,4% mais do que a toma de um suplemento de libertação rápida. As recomendações de suplementação de beta-alanina não devem diferir entre homens e mulheres. Recomenda-se a toma de uma dose total de 4-6 g/dia dividida em doses de 1-2 g ao longo do dia. Em geral, pode ser eficaz para retardar a fadiga e/ou otimizar a recuperação nas mulheres. É de notar que produz frequentemente um efeito secundário de parestesia ou formigueiro, que pode ser mais frequente nos homens do que nas mulheres.

- **Cafeína** [(24)]

A ingestão adequada de cafeína é de grande importância para as atletas do sexo feminino devido aos seus múltiplos benefícios no desempenho desportivo e na recuperação. Como estimulante do sistema nervoso central, a cafeína melhora a concentração e o estado de alerta, o que é crucial para otimizar a tomada de decisões rápidas durante uma competição ou treino intensos. Do ponto de vista físico, a cafeína tem um impacto positivo na resistência e na capacidade de exercício. Aumenta a libertação de adrenalina, que prepara o organismo para um esforço intenso, mobilizando a gordura para obter energia, em vez de utilizar principalmente os hidratos de carbono. Este efeito é particularmente benéfico em provas de resistência prolongadas, em que o aumento da utilização da gordura como fonte de energia pode ajudar a conservar as reservas de glicogénio e retardar a fadiga [(24)]. Além disso, a cafeína reduz a perceção do esforço, fazendo com que o exercício pareça menos extenuante. Este facto pode permitir que as atletas femininas treinem mais e durante mais tempo antes de atingirem a exaustão, melhorando assim a capacidade de desempenho no treino e na competição. A capacidade de tolerar um maior volume e intensidade de treino pode levar a melhorias significativas no desempenho geral e nos resultados desportivos.

A cafeína tem também efeitos positivos sobre a força e a potência musculares. Aumenta a libertação de cálcio nas células musculares, o que optimiza as contracções musculares e pode levar a uma melhoria da força e da potência durante o exercício. Isto é benéfico para os desportos que exigem explosividade e força, como o levantamento de pesos e a corrida de velocidade. É importante que as atletas femininas controlem cuidadosamente a ingestão de cafeína. A dose ideal pode variar de pessoa para pessoa e é essencial evitar o excesso, uma vez que pode causar efeitos adversos como nervosismo, insónia e problemas gastrointestinais. Experimentar a quantidade e o momento do consumo é, por conseguinte, essencial para maximizar os benefícios e minimizar os efeitos secundários. A cafeína é um auxiliar ergogénico natural que provoca uma resposta fisiológica ao atuar nos receptores de adenosina como estimulante do sistema nervoso central. A eliminação de cafeína flutua ao longo do ciclo menstrual, com algumas mulheres a sentirem os efeitos da cafeína durante mais tempo na fase lútea. Esta análise mostra que as mulheres podem acumular cafeína durante a fase lútea, antes do início da menstruação, e sentir os efeitos da cafeína durante mais tempo. Além disso, estes efeitos podem aumentar os sintomas pré-menstruais em algumas mulheres, bem como intensificar os efeitos normais da cafeína, ou seja, aumento da frequência cardíaca, ansiedade e perturbações do sono. Acrescentam ainda que a cafeína (6 mg/kg) é eficaz para o desempenho do exercício aeróbico, uma vez que poupa o glicogénio muscular ao aumentar o metabolismo das gorduras. A cafeína é conhecida por diminuir a perceção da dor, o que seria útil antes de qualquer tipo de exercício. Doses de 3 a 9 mg/kg proporcionam efeitos ergogénicos quando consumidas 60 minutos antes do exercício [(24)].

- **Ómega 3 [(24)]**

O ómega 3 é um tipo de ácido gordo essencial que oferece múltiplos benefícios às mulheres atletas, influenciando positivamente a sua saúde geral e o seu desempenho atlético. Estes ácidos gordos, especialmente o EPA (eicosapentaenóico) e o DHA (docosahexaenóico), presentes principalmente nos peixes gordos e em certos óleos vegetais, são conhecidos pelas suas propriedades anti-inflamatórias e pelos seus benefícios cardiovasculares.

No contexto do desporto, o ómega 3 desempenha um papel crucial na redução da inflamação muscular. O treino intenso e a competição podem causar stress oxidativo e inflamação nos músculos, o que, por sua vez, pode causar dor e atrasar a recuperação. Uma ingestão adequada de ómega 3 ajuda a atenuar estes efeitos, reduzindo a produção de moléculas inflamatórias, acelerando assim a recuperação muscular e reduzindo o risco de lesões. Além disso, os ómega 3 melhoram a saúde cardiovascular, reduzindo a pressão arterial e os níveis de triglicéridos. Uma boa saúde cardiovascular é fundamental para o desempenho atlético, uma vez que um sistema circulatório eficiente garante um fornecimento adequado de oxigénio e nutrientes aos músculos durante o exercício, o que melhora a resistência e o desempenho geral. Para as atletas femininas, uma função cognitiva óptima é crucial para uma tomada de decisões rápida e eficaz durante as competições e os treinos. O DHA ajuda a manter a saúde neuronal e pode melhorar a atenção, a concentração e a memória, aspectos fundamentais do desempenho atlético.

O ómega 3 tem também um impacto positivo na composição corporal e na regulação metabólica. Pode ajudar a reduzir a gordura corporal e aumentar a massa muscular magra, o que é benéfico para manter um peso corporal ideal e melhorar o desempenho em várias modalidades desportivas. É importante que as atletas femininas incorporem uma quantidade adequada de ómega 3 na sua dieta para colher estes benefícios. Embora os ómega-3 possam ser obtidos a partir de fontes dietéticas, como os peixes gordos, os suplementos podem ser uma opção conveniente para garantir uma ingestão adequada, especialmente se o consumo de peixe for limitado. Wohlgemuth et al. (2021) referem que a toma de suplementos de ómega 3 pode ajudar a lidar com o aumento da resposta inflamatória observada nas mulheres após o exercício; foi também demonstrado que o aumento dos níveis de ómega 3 reduz os sintomas de depressão e ansiedade, especialmente nas mulheres. Além disso, referem que, para ver os benefícios dos ómega 3, devem ser consumidos 1 a 3 g por dia [(24)].

• Probióticos [(24)]

Esta revisão salienta os benefícios dos probióticos para a saúde geral, destacando a sua capacidade para melhorar a composição bacteriana do intestino, regular a função imunitária e digestiva e apoiar a saúde do trato urogenital e da pele. Um aspeto relevante mencionado na revisão é o impacto positivo dos probióticos na absorção de nutrientes, particularmente na melhoria dos níveis de ferro. Um estudo recente, centrado nas mulheres, mostrou que a combinação de 20 mg de ferro sob a forma de fumarato ferroso com a estirpe probiótica Lactobacillus plantarum resultou numa melhor absorção do ferro. Esta descoberta é crucial para as mulheres, que correm um risco acrescido de desenvolver anemia por deficiência de ferro devido à perda periódica de sangue associada à menstruação (24. Os probióticos oferecem uma solução potencial para melhorar o estado do ferro, contribuindo assim para a redução do risco de anemia. É importante escolher os probióticos corretos com base na estirpe específica e no resultado desejado, uma vez que as necessidades podem variar entre mulheres e homens ((24). A toma de um suplemento probiótico multi-estirpes pode ser a melhor estratégia para uma gama completa de benefícios para a saúde. Para maximizar estes benefícios, recomenda-se que o suplemento probiótico seja tomado diariamente e contenha entre 10 e 20 mil milhões de unidades formadoras de colónias (UFC), ou inclua uma estirpe clinicamente validada em doses eficazes. Isto irá garantir que os efeitos desejados sobre a saúde intestinal e a absorção de nutrientes essenciais sejam alcançados, apoiando assim o bem-estar e a saúde geral das mulheres.

•Suplementos de proteínas (24)

Relativamente à suplementação proteica, esta revisão acrescenta que as mulheres poderiam beneficiar da suplementação proteica para satisfazer as suas necessidades proteicas diárias, especialmente durante a fase lútea do ciclo menstrual, que se caracteriza por uma maior oxidação proteica. Existem vários tipos de proteínas: aminoácidos essenciais, proteínas vegetais e proteínas de soro de leite. Os aminoácidos essenciais (EAA) são importantes para a síntese proteica muscular e podem ter efeitos ergogénicos. Estes autores referem em que a literatura demonstrou que a toma de um suplemento de EAA durante seis semanas (18,3 g/dia) melhora a resistência muscular aeróbia. Para além disso, o consumo de 6-12 g de EAA isoladamente ou como parte de um suplemento proteico de 20-40 g pode estimular a síntese proteica. proteína muscular. As proteínas de origem vegetal tornaram-se também fontes populares de suplementos proteicos e são normalmente provenientes de leguminosas, frutos secos ou soja. Devido aos perfis de aminoácidos das diferentes fontes vegetais, é necessário combinar vários tipos. Se for consumida uma proteína de origem vegetal, recomenda-se a adição de um probiótico como forma de melhorar a absorção de aminoácidos. Esta técnica assegura que é consumida leucina suficiente para estimular os MPS. A proteína de soro de leite é a forma de proteína de maior qualidade e está disponível como hidrolisado, isolado e concentrado. A proteína isolada de soro de leite é pura, com uma concentração de proteína superior a 90%, uma vez que a lactose e a gordura foram removidas, e pode ser mais benéfica para as mulheres, para evitar problemas gastrointestinais. Dados anteriores apoiaram a utilização de proteínas antes e/ou depois do exercício em mulheres para melhorar a recuperação muscular [24].

•Vitaminas e minerais [24]

Em relação às vitaminas e minerais, estes autores sugerem que a sua utilização sob a forma de suplementos pode beneficiar as pessoas muito activas. As atletas que estão a menstruar podem ter uma maior necessidade de certas vitaminas e minerais. Em particular, as atletas do sexo feminino são frequentemente deficientes em folato, riboflavina e vitamina B12. As carências de folato e vitamina B12 podem causar anemia, o que diminui o desempenho desportivo. A ingestão média de folatos nas mulheres é de 126-364 µg/dia. Este valor está muito abaixo da atual DDR de 400 µg/dia. A suplementação com folatos é um método simples e eficaz para cumprir as recomendações actuais e evitar o declínio do desempenho. A DDR para a riboflavina é de 1,1 mg/dia para as mulheres. A ingestão de riboflavina é geralmente de 1,4 mg por 1000 calorias, mas as mulheres que estão a fazer exercício ou a amamentar devem consumir 1,6 mg por 1000 calorias. A DDR de B12 para adultos é de 2,4µg/dia. As pessoas que seguem dietas à base de plantas são frequentemente deficientes em B12, uma vez que esta é consumida principalmente a partir da carne e a sua biodisponibilidade é baixa nos vegetais. Para além da carência de vitaminas B, algumas pessoas têm também carência de vitamina D. A DDR de vitamina D é de 600 UI para homens e mulheres com idades compreendidas entre os 9 e os 70 anos. A literatura tem demonstrado que doses de 2000 a 4000 UI são seguras e benéficas. No caso da diminuição da DMO, a vitamina D desempenha um papel importante na promoção da saúde óssea. As pessoas com deficiência de vitamina D podem ter uma mineralização óssea deficiente e sofrer de problemas ósseos, especialmente à medida que envelhecem. As mulheres desportistas têm uma ingestão de cálcio inferior à dos homens. Além disso, as pessoas com intolerância aos produtos lácteos correm um risco ainda maior de deficiência de cálcio. A DDR de cálcio para mulheres adultas é de 1000 mg/dia. A suplementação é uma alternativa viável para os atletas que não consomem lacticínios ou que têm uma ingestão calórica insuficiente. O cálcio é também vital para a contração e relaxamento muscular; por conseguinte, a suplementação pode promover uma função muscular óptima. As deficiências de ferro são muito comuns em atletas do sexo feminino, especialmente naquelas que são veganas/vegetarianas e consomem poucas calorias. A ISSN recomenda que os homens consumam 8 mg/dia, enquanto as mulheres devem consumir 18 mg/dia [(24)].

- **Creatina mono-hidratada [24, 25]**

A creatina actua aumentando as reservas de fosfocreatina nos músculos, o que resulta numa maior disponibilidade de energia durante o exercício intenso. Este aumento da disponibilidade de energia pode melhorar o desempenho atlético, especialmente em actividades que requerem explosividade e alta intensidade, como o levantamento de pesos e o sprint. No entanto, a atual revisão da literatura [24] revela uma lacuna significativa na investigação sobre a suplementação de creatina nas mulheres, especialmente durante fases específicas como a menstruação, a gravidez e o pós-parto. Embora tenham sido realizados estudos extensivos em homens e atletas em geral, a eficácia e a segurança da creatina nestas fases da vida feminina ainda não estão totalmente estabelecidas.

Além disso, a revisão salienta que, à medida que as mulheres envelhecem, a creatina pode oferecer benefícios adicionais para além do desempenho desportivo. Foi observado que a suplementação com creatina pode contribuir para melhorar a saúde geral e tem potenciais efeitos positivos na saúde mental, na saúde óssea e na saúde cerebral. Em particular, a creatina pode ajudar a atenuar a perda de massa muscular e de densidade óssea que ocorre frequentemente com a idade, bem como apoiar a função cognitiva e a estabilidade emocional. No entanto, as evidências nestas áreas ainda estão a surgir e requerem mais investigação para confirmar estes benefícios e para compreender melhor como a suplementação de creatina pode ser integrada de forma segura e eficaz na vida das mulheres ao longo da sua vida [24].Smith-Ryan (2021) [(25)] sugerem que as mulheres podem experimentar um aumento da massa muscular e da função quando consomem uma dose de creatina durante pelo menos 7 dias consecutivos. A suplementação de creatina, isoladamente ou em combinação com o treino de resistência, não parece trazer benefícios para a fisiologia óssea em mulheres na pós-menopausa. Contudo, quando combinada com o treino de resistência, a grande maioria dos estudos apoia a eficácia da suplementação para melhorar a força e o desempenho físico das mulheres pós-menopáusicas [(25)]. Na verdade, pode melhorar as capacidades cognitivas, regular o humor e oferecer neuroprotecção, especialmente nas mulheres. Embora os homens pareçam ser mais sensíveis à toma de suplementos de creatina, foi observada uma melhoria do desempenho atlético e um aumento da massa isenta de gordura em ambos os sexos [(24)].

Existem duas estratégias eficazes para aumentar as reservas de creatina no organismo, cada uma com as suas próprias caraterísticas e tempo de efeito. A primeira estratégia, denominada fase de carga, consiste na ingestão de 0,3 g de creatina por quilograma de peso corporal, dividida em quatro doses diárias, durante um período de 5 a 7 dias. Esta fase de carga tem por objetivo saturar rapidamente os músculos com creatina. Segue-se uma fase de manutenção em que é consumida uma dose diária de 3 a 5 gramas para manter elevados os níveis de creatina nos músculos. Esta estratégia é eficaz para conseguir um aumento significativo das reservas de creatina num curto período de tempo e pode ser benéfica para melhorar o desempenho em actividades que exijam explosividade e alta intensidade.

A segunda estratégia envolve a ingestão de uma dose diária constante de 5 gramas de creatina, sem uma fase de pré-carga. Embora esta estratégia seja menos agressiva e possa ser mais fácil de seguir a longo prazo, leva mais tempo a acumular reservas musculares de creatina a níveis óptimos. Esta opção é adequada para aqueles que preferem uma abordagem mais gradual, evitando possíveis efeitos secundários relacionados com a fase de carga. Ambas as estratégias podem proporcionar os benefícios associados à suplementação de creatina, tais como melhorias na força, potência e recuperação muscular. No entanto, é importante ter em conta os potenciais efeitos secundários. Um efeito secundário comum da suplementação de creatina é o aumento de peso, que está relacionado com a retenção de água nos músculos. Este efeito é mais prevalente nos homens, mas também pode ocorrer nas mulheres, especialmente durante a fase lútea do ciclo menstrual, devido às alterações hormonais que podem influenciar a retenção de líquidos. É crucial notar que o aumento de peso associado à creatina pode ser transitório e está normalmente relacionado com o conteúdo de água muscular e não com um aumento da massa gorda. Assim, embora a suplementação com creatina possa levar a um aumento de peso em alguns casos, este efeito é geralmente reversível e não deve ser um impedimento significativo para quem procura melhorar o seu desempenho físico.

5. DISCUSSÃO

Ao longo do desenvolvimento desta revisão, procuramos salientar que a Amenorreia Hipotalâmica Funcional (AFF) não deve ser considerada apenas como uma ausência de menstruação, mas sim como uma perturbação complexa que exige uma compreensão aprofundada da origem do problema para a sua adequada resolução. A AHF está intrinsecamente ligada a perturbações endócrinas significativas, que demonstram que não se trata apenas de um défice menstrual, mas de um desequilíbrio metabólico e hormonal mais amplo. É consensual que a FHA está associada a um estado hipometabólico, que é consequência de uma inibição central do eixo reprodutor. Este desequilíbrio é causado pela influência das hormonas do stress e das endorfinas, que interferem com a produção e a libertação da hormona libertadora de gonadotropinas (GnRH) no hipotálamo. Por sua vez, a diminuição dos níveis de IGF-I (fator de crescimento semelhante à insulina 1) e de leptina, hormonas essenciais para a homeostase energética, contribuem para esta disfunção. A leptina, em particular, desempenha um papel fundamental na regulação do equilíbrio energético e do ciclo menstrual. A baixa disponibilidade destas hormonas essenciais resulta numa menor estimulação da hipófise, que produz menos hormona luteinizante (LH) e hormona folículo-estimulante (FSH). Esta redução da sinalização hormonal impede a produção adequada de estrogénios nos ovários, levando à anovulação e à ausência de menstruação. Como resultado, o corpo entra num novo estado metabólico adaptativo, no qual a falta de sinalização hormonal regular afecta não só o ciclo menstrual, mas também a saúde e o bem-estar geral. Por conseguinte, a abordagem da FHA exige uma intervenção que não se limite a tratar a ausência de menstruação, mas que também proporcione o restabelecimento do equilíbrio hormonal e metabólico para uma recuperação total.

Figura 5: Deficiência energética.

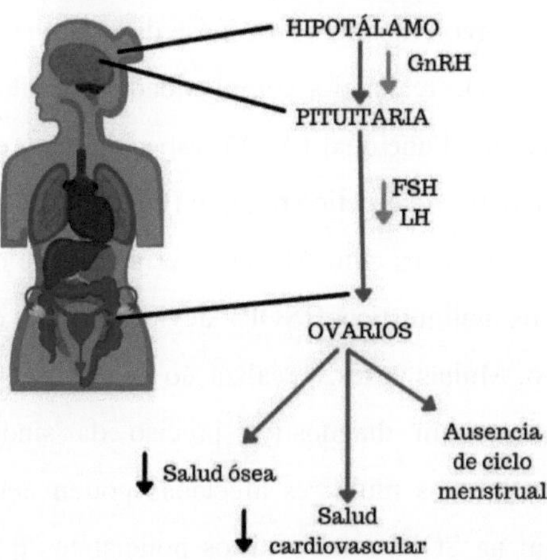

Um dos principais pontos fortes do presente estudo é a avaliação dos factores de risco metabólicos, psicológicos e socioculturais como possíveis contribuintes para o desenvolvimento da FHA. Foi dada especial ênfase à saúde mental (SM) com a intenção de descobrir se são uma causa de RED-S, uma vez que, embora existam estudos que sugerem que os jovens atletas têm problemas de saúde mental semelhantes aos dos não atletas [(2)], deve notar-se que sofrem de stressores únicos que os colocam em risco de desenvolver ou exacerbar perturbações de saúde mental. Entre as conclusões da presente revisão está o facto de um número significativamente maior de jovens atletas do sexo feminino com FHA ter também uma maior prevalência de comportamentos alimentares disfuncionais subclínicos [(3)]. A literatura existente destaca a necessidade do desenvolvimento de questionários para a avaliação de comportamentos alimentares desordenados e educação para o bem-estar para jovens atletas, bem como o desenvolvimento de serviços que reconheçam as necessidades especiais desta população. O meio envolvente precisa de estar consciente da maior prevalência de desordens alimentares nestas populações, bem como da diversidade de sintomas. O presente estudo fornece informações significativas sobre a natureza complexa da FHA, confirmando a noção de que a FHA é uma perturbação multidimensional e salienta que tanto os factores metabólicos como os psicossociais estão envolvidos na patogénese da perturbação. Por outro lado, os resultados desta revisão realçam a complexidade inerente ao diagnóstico da Amenorreia Hipotalâmica Funcional (AFA), especialmente quando associada a exercício excessivo e défice energético relativo (RED). Esta complexidade deve-se ao facto de muitas mulheres com AF serem erradamente diagnosticadas com síndrome dos ovários poliquísticos (SOP) devido à falta de um diagnóstico completo e exaustivo. Muitas vezes, a realização de uma ecografia por si só não é suficiente para fazer um diagnóstico preciso da síndrome dos ovários policísticos, uma vez que as mulheres afectadas podem ter caraterísticas que também se observam na SOP, como ovários policísticos e certos sintomas de hiperandrogenismo, como pêlos faciais. Esta sobreposição de sintomas pode levar a um diagnóstico incorreto e, consequentemente, a um tratamento inadequado. Assim, muitas mulheres vêem-se na posição de tratar uma patologia que não corresponde à sua condição real, o que pode levar a uma falta de melhoria dos seus sintomas e a um possível prolongamento do problema subjacente. Para além disso, existe um consenso crescente de que a terapia e a educação nutricional devem ser o tratamento de primeira escolha para a AHF associada à ELA. A correção do desequilíbrio energético através de uma dieta adequada e da gestão do exercício pode restaurar a função menstrual e hormonal de forma mais eficaz do que outras intervenções. Por outro lado, a utilização de contraceptivos orais (OCP) como tratamento para a HFA é considerada subóptima. Embora os OCP possam mascarar o sintoma da ausência de menstruação, não abordam a causa subjacente do problema, que é a disfunção do eixo hipotálamo-hipófise-ovário (HPO). De facto, o seu uso prolongado pode dificultar a normal atividade hormonal endógena, complicando ainda mais o processo de recuperação e restabelecimento do equilíbrio hormonal. Nesta revisão, procurámos determinar o valor limite desta disponibilidade energética a partir do qual começam a ocorrer inúmeras alterações no organismo, nomeadamente no eixo hipotálamo-hipófise-gonadal, no eixo hipotálamo-hipófise-tiroideu e também nos marcadores de formação e reabsorção óssea, de forma a podermos aplicar estratégias nutricionais adequadas. A disponibilidade óptima de energia nas mulheres é estimada como sendo superior a 45 Kcal/kg LBM/dia e 30 Kcal/kg LBM/dia é o valor LEA a partir do qual a energia deixa de ser suficiente para manter as funções fisiológicas. adequada. Estes valores não são de todo claros nas atletas e existem algumas controvérsias; uma vez que muitos estudos foram realizados em mulheres sedentárias, deve também ter-se em conta que as medições realizadas em laboratórios, com métodos altamente controlados, diferem muito da realidade, e são ainda pouco conhecidas no caso dos homens, possivelmente o campo do LEA é o único da nutrição desportiva que é mais extensivamente estudado nas mulheres do que nos homens. A Tríade da Mulher Atleta é um conceito abrangente que surgiu para abordar e compreender três questões inter-relacionadas e altamente prevalecentes nas mulheres atletas: amenorreia hipotalâmica (a ausência de menstruação), distúrbios alimentares (DE) e osteoporose. Este conceito inicial, introduzido para captar a complexidade destas condições, procurou relacionar a forma como cada uma delas pode afetar a saúde geral das atletas do sexo feminino e a forma como estão interligadas. A amenorreia hipotalâmica refere-se à ausência de menstruação devido a disfunções hormonais associadas ao exercício excessivo e ao défice de energia. As perturbações alimentares, como a anorexia ou a bulimia, estão frequentemente presentes neste contexto, agravando os problemas hormonais e nutricionais. A osteoporose, por outro lado, é uma consequência grave da perda de massa óssea devido a uma alimentação inadequada e a uma densidade mineral óssea reduzida. À medida que a investigação foi avançando, o conceito da Tríade da Mulher Atleta foi aperfeiçoado para incluir a Deficiência Energética Relativa no Desporto (LEA) como um fator causal fundamental. A LEA refere-se a um desequilíbrio entre o gasto energético e a ingestão calórica, que pode ocorrer tanto na presença como na ausência de um distúrbio alimentar.

Este reconhecimento expandiu a visão original da tríade, permitindo uma melhor compreensão do impacto da insuficiência energética na saúde geral das atletas femininas, afectando não só o seu ciclo menstrual, mas também o seu estado nutricional e a saúde óssea. Este padrão representa uma transição de um estado saudável para um estado patológico, passando por várias fases intermédias. Em vez de se considerar a tríade como um conjunto estático de condições, entendeu-se que as atletas do sexo feminino podem experimentar diferentes níveis de gravidade e tipos de manifestações destas condições ao longo do tempo. Para abordar de forma mais inclusiva outras deficiências que não se enquadram estritamente na tríade e para aplicar o conceito a um espetro mais amplo de atletas, incluindo homens, foi introduzido o termo Deficiência Energética Relativa no Desporto. Este conceito engloba uma gama mais alargada de problemas de saúde, não só endócrinos e metabólicos, mas também psicológicos, hematológicos e imunológicos. A ELA é reconhecida pelo seu impacto na saúde a vários níveis, afectando não só a função reprodutiva e óssea, mas também o bem-estar geral e o desempenho desportivo. Isto inclui consequências para a saúde mental, o sistema imunitário e a composição corporal, reflectindo uma imagem mais completa da forma como os défices energéticos afectam os atletas em geral. A adoção do termo LEA proporciona uma visão mais holística e adaptativa que permite uma melhor identificação e tratamento destas condições em diversas populações desportivas.

Figura 6: Tríade da mulher atleta.

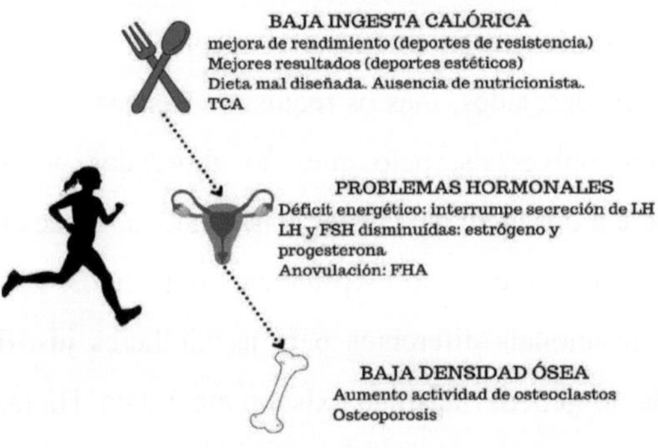

No que diz respeito ao conhecimento desta patologia no meio das mulheres desportistas, esta revisão destaca a necessidade de sensibilizar os profissionais para a sua deteção precoce, uma vez que parece que estes apenas têm um conhecimento parcial dos sintomas. No entanto, é importante salientar que os estudos mencionados neste aspeto são baseados em inquéritos que geram vieses de recrutamento. Ainda assim, os estudos centrados no doente e na deteção precoce são escassos. Nesta revisão, apenas são referidos dois estudos relacionados com estratégias nutricionais e com a utilização de suplementação desportiva para prevenir este problema, pelo que esta é a limitação mais importante do estudo, uma vez que se pretendia responder à questão da prevenção. No entanto, salienta que o foco está na energia e, em particular, na ingestão correta de hidratos de carbono. No que diz respeito à diminuição da DMO, através da análise dos estudos que abordam esta problemática, mais uma vez, esta revisão salienta a necessidade de uma deteção precoce que evite completamente o aparecimento deste problema. Existem diferenças intra-individuais nas mulheres, ao longo do ciclo menstrual e do ciclo de vida (puberdade, gravidez, menopausa). Estas diferenças ocorrem durante as fases do ciclo menstrual, que se devem à flutuação dos níveis hormonais, por exemplo, o aumento de estrogénio e progesterona durante a fase lútea média. Por conseguinte, as mulheres podem beneficiar de recomendações nutricionais específicas para cada género, especialmente quando praticam exercício físico regularmente. As recomendações específicas sobre calorias, macronutrientes, micronutrientes e suplementos devem ser adaptadas a cada indivíduo para atingir os objectivos desejados, mas os requisitos básicos e os pontos de partida são provavelmente universais, pelo que são abordados nesta revisão. Além disso, o momento e a dosagem devem ser considerados, especialmente quando o desempenho ou a recuperação são os principais objectivos. Estas orientações e recomendações nutricionais diferentes para as mulheres justificam-se, dada a diferença baseada no género, mas não existem até à data. Há também uma falta significativa de estudos que avaliem as estratégias nutricionais específicas das mulheres para a saúde, o desempenho e a composição corporal. É necessária mais investigação que avalie estratégias nutricionais específicas para as mulheres, especialmente para as mulheres activas, e salienta a conveniência de uma gestão multidisciplinar e individualizada dos casos de FHA, bem como o importante papel do treinador, dos colegas de equipa e das redes sociais.

6. APLICABILIDADE E NOVAS LINHAS DE INVESTIGAÇÃO

A falta de métodos de diagnóstico claros e validados em diversas populações é uma grande preocupação no campo das perturbações alimentares e da investigação da FHA (Amenorreia Hipotalâmica Funcional). É essencial desenvolver questionários que tenham sido cientificamente validados e combiná-los com testes bioquímicos para obter diagnósticos exactos. Além disso, o controlo de certos comportamentos alimentares pode fornecer informações cruciais sobre estas perturbações. Um diagnóstico preciso permitirá uma melhor compreensão da prevalência e dos factores de risco associados, o que é essencial para a conceção de intervenções eficazes.

É evidente a necessidade de estudos futuros para elucidar as vias através das quais os factores psicossomáticos contribuem para a ocorrência de distúrbios alimentares e de FHA. Esta revisão realça a importância de uma avaliação abrangente que inclua não só aspectos ginecológicos mas também psicológicos. As adolescentes e mulheres jovens com FHA não recebem frequentemente uma avaliação psicológica adequada, uma vez que tanto os pais como os profissionais de saúde se concentram nos aspectos ginecológicos da amenorreia. No entanto, é crucial reconhecer que estas mulheres merecem uma avaliação psicológica cuidadosa para abordar todos os factores que contribuem para a sua condição.

Para os homens, a investigação sobre as perturbações alimentares e a FHA é extremamente limitada. Além disso, não se sabe quanto tempo é necessário para que as mulheres afectadas pela FHA voltem a ter um ciclo menstrual normal. Outra área que requer mais atenção é a composição da dieta, para além da ingestão total de energia. É possível que a disponibilidade de certos macronutrientes desempenhe um papel crucial, ou talvez seja a própria ingestão de energia que determina a ocorrência de todas as perturbações do comportamento alimentar (TA). Entre os atletas, a prevalência de TA é comum, mas ainda há muito a aprender sobre a forma como varia nos diferentes subgrupos desportivos. Embora tenha sido claramente estabelecido que a ênfase na magreza é um fator importante, a evidência noutros subgrupos é menos conclusiva. Estes resultados são essenciais para orientar a investigação futura que procura definir a prevalência da DE em vários desportos. A investigação futura deve centrar-se na identificação de diferenças patológicas na apresentação da DE em várias categorias desportivas. Especificamente, os padrões de DE em atletas estéticos e dependentes do peso devem ser abordados com especial atenção, uma vez que as taxas de prevalência nestes desportos são particularmente elevadas. Os instrumentos de rastreio desenvolvidos para avaliar atletas devem ser validados numa vasta gama de tipos de atletas, uma vez que a prevalência e a manifestação dos sintomas podem variar significativamente entre diferentes desportos. O desenvolvimento de instrumentos de diagnóstico ou a realização de investigação limitada a uma única população de atletas restringirá grandemente a generalização dos resultados. Por conseguinte, é necessária uma investigação abrangente e multidesportiva, especialmente quando se trata de atletas considerados de alto risco. No que diz respeito à prevenção dos DE, embora tenham sido realizados numerosos estudos sobre a prevenção primária, há menos estudos sobre a deteção precoce. Esta é uma questão crucial, uma vez que a deteção precoce tem demonstrado melhorar significativamente o prognóstico das pessoas afectadas. É essencial melhorar os níveis de conhecimento dos profissionais de saúde. Isto pode ser conseguido através de programas de formação inicial e contínua, como a aprendizagem eletrónica, que é um método eficaz e económico de desenvolver conhecimentos e competências.

Os programas de e-learning podem atingir uma vasta audiência a um custo relativamente baixo, permitindo uma distribuição eficaz de materiais educativos. É essencial que esta formação não se limite aos médicos e nutricionistas, mas que inclua qualquer profissional que possa detetar precocemente os TA, como os endocrinologistas e os farmacêuticos. Uma área crítica para a deteção precoce é o ambiente escolar, uma vez que a idade escolar é o período mais comum para o aparecimento de distúrbios alimentares.

Para melhorar a deteção precoce nas escolas, propõe-se a formação do pessoal escolar para identificar os alunos em risco de sofrer de ED, como abordá-los adequadamente e para onde os encaminhar. A investigação futura deve centrar-se na identificação de métodos para reduzir os obstáculos à procura de ajuda, tais como o estigma, a vergonha, a negação, a falta de conhecimentos sobre os ED e as atitudes negativas em relação ao tratamento. A resolução destes obstáculos pode facilitar a procura e o tratamento adequado numa fase precoce, melhorando assim os resultados a longo prazo.

7. CONCLUSÕES

A perda de menstruação em atletas do sexo feminino é um indicador claro de que algo se passa no corpo que deve ser levado a sério, e nunca deve ser considerado uma parte normal do treino ou do desporto. A AHF é uma manifestação de um estado de baixa disponibilidade energética, o que implica que o organismo está a sofrer um défice entre a ingestão calórica e o gasto energético. Este défice obriga o organismo a pôr em prática uma série de adaptações metabólicas e fisiológicas para reduzir a energia, perder peso adicional e preservar a sobrevivência em condições de stress. Em resposta a este estado de défice energético, o hipotálamo inicia uma resposta adaptativa que inclui uma redução da secreção de GnRH.

Esta diminuição da GnRH afecta diretamente a função da glândula pituitária, que produz menores quantidades de LH e FSH. A redução dos níveis de LH e FSH provoca uma diminuição da produção ovárica de estrogénios, conduzindo a um estado de hipoestrogenismo. A falta de estrogénios impede a ovulação, resultando numa amenorreia hipotalâmica funcional. Se esta condição persistir ao longo do tempo, pode ter consequências graves para a saúde da mulher, especialmente para a saúde óssea. A redução da produção de estrogénios contribui para uma perda acelerada de massa óssea, o que aumenta o risco de desenvolver osteoporose e fracturas. O comprometimento da saúde óssea pode ter um impacto duradouro na qualidade de vida, reduzindo a densidade óssea e tornando os ossos mais frágeis e susceptíveis a lesões. Embora, historicamente, se pensasse que a intensidade do exercício por si só poderia ser a principal causa da FHA, investigações recentes demonstraram que o problema não reside apenas na intensidade do exercício, mas na falta de ingestão suficiente de nutrientes e energia necessários para suportar essa atividade física. Esta situação é conhecida como Deficiência Energética Relativa no Desporto (RED-S). Neste contexto, o fator crítico é a ingestão adequada de energia. A deficiência energética nos atletas pode ser o resultado de vários factores, incluindo a alimentação desordenada, hábitos alimentares desordenados, TCA, perda de peso intencional sem a presença de problemas psicológicos mas com um plano alimentar mal concebido , ou simplesmente uma nutrição insuficiente sem consciência da magnitude do défice energético. É consensual na comunidade científica que a primeira linha de tratamento da AHF deve ser uma intervenção nutricional e não uma intervenção farmacológica. O restabelecimento de uma ingestão energética adequada é essencial para restaurar o equilíbrio hormonal e restabelecer o ciclo menstrual. No entanto, apesar deste consenso, a atual revisão não conseguiu estabelecer orientações específicas e universais para a prevenção e o tratamento da HAI. Isto deve-se em grande parte ao facto de cada atleta ter caraterísticas individuais únicas que requerem uma intervenção personalizada. Cada caso de ALF pode envolver diferentes graus de deficiência energética e necessidades nutricionais, o que significa que a intervenção deve ser adaptada à situação particular de cada pessoa. Além disso, é necessária mais investigação para identificar outros factores nutricionais que possam influenciar a prevenção e o tratamento da ALF, para além da simples correção da ingestão energética. A falta de diretrizes generalizáveis para a população atlética em geral indica que ainda há muito a descobrir sobre como otimizar a nutrição para prevenir e tratar eficazmente a HAB. A investigação futura deve abordar estes factores adicionais e desenvolver estratégias aplicáveis a uma vasta gama de atletas, tendo em conta as variações individuais e os diferentes contextos em que ocorre a deficiência energética. Desta forma, poderão ser fornecidas recomendações mais precisas e eficazes para a manutenção da saúde reprodutiva e geral em atletas do sexo feminino.

8. BIBLIOGRAFIA

1. Sophie Gibson M.E., Fleming N., Zuijdwijk C. e Dumont T.Where Have the Periods Gone? The Evaluation and Management of Functional Hypothalamic Amenorrhea. J Clin Res Pediatr Endocrinol. 2020 Fev; 12 (Suppl 1): 18-27.

2. Xanthopoulos M.S., Benton T., Lewis J., Case J.A. e Master C.L.Mental Health in the Young Athlete.Curr Psychiatry Rep. 2020 Sep; 22 (11): 63.

3. Tranoulis A., Soldatou A., Georgiou D., Mavrogianni D., Loutradis D. e Michala L. Adolescentes e mulheres jovens com amenorreia hipotalâmica funcional: é altura de ir além do perfil hormonal? Arch Gynecol Obstet. 2020 Abr; 301 (4): 1095-1101.

4. Mancine R.P., Gusfa D.W., Moshrefi A. e Kennedy S.F.Prevalência de distúrbios alimentares em atletas categorizados por ênfase na magreza e tipo de atividade - uma revisão sistemática.J Eat Disord. 2020; 8: 47.

5. Petisco-Rodríguez C., Sánchez-Sánchez L.C., Fernández-García R., Sánchez-Sánchez J. e García-Montes J.M.Disordered Eating Attitudes, Anxiety, Self-Esteem and Perfectionism in Young Athletes and Non-Athletes. IJERPH. 2020 Set; 17 (18): 6754.

6. Nina K., France H., Anne-Claire S., Caroline H. e Nathalie G.Early detection of eating disorders: a scoping review. EatWeight Disord. 2021 Mar; : 1-48.

7. Hirschberg A.L.Hiperandrogenismo feminino e desporto de elite.Endocr Connect. 2020 Mar; 9 (4): R81-R92.

8. Anna K. Melin, Christian Ritz, Jens Faber, Jens Faber, Sven Skouby, et al. Impacto da função menstrual na resposta hormonal a episódios repetidos de Exercício intenso. Front Physiol. 2019 Jul; 10: 942.

9. Lombardi G., Ziemann E., Banfi G. e Corbetta S. Regulação dependente da

atividade física do hormônio da paratireoide e do metabolismo do cálcio-fósforo.Int J Mol Sci. 2020 Jul; 21 (15).

10. Elliott-Sale K.J., McNulty K.L., Ansdell P., Goodall S., Hicks K.M., Thomas K., et al. The Effects of Oral Contraceptives on Exercise Performance in Women: Uma revisão sistemática e meta-análise.Sports Med. 2020 Oct; 50 (10): 1785-1812.

11. Dhair A., Abed Y. e Spradley F.T.The association of types, intensities and frequencies of physical activity with primary infertility among females in Gaza Strip, Palestine: Um estudo de caso-controlo.PLoS One. 2020; 15 (10): e0241043.

12. Heather A.K., Thorpe H., Ogilvie M., Sims S.T., Beable S., Milsom S., et al. Biological and Socio-Cultural Factors Have the Potential to Influence the Health and Performance of Elite Female Athletes: A Cross Sectional Survey of 219 Elite Female Athletes in Aotearoa New Zealand. Front Sports Act Living. 2021 Feb; 3: 601420.

13. Yeager K.K., Agostini R., Nattiv A. e Drinkwater B.The female athlete triad: disordered eating, amenorrhea, osteoporosis.Med Sci Sports Exerc. 1993 Jul; 25 (7): 775-7.

14. Parecer do Comité n.º 702: Tríade de atletas do sexo feminino. Obstet Gynecol. 2017 Jun; 129 (6): e160-e167.

15. Williams N.I., Koltun K.J., Strock N.C.A. e De Souza M.J.Tríade de Atletas Femininas e Deficiência Energética Relativa no Desporto: Um Foco no Rigor Científico.Exerc Sport Sci Rev. 2019 Oct; 47 (4): 197-205.

16. De Souza M.J., Koltun K.J., Etter C.V. e Southmayd E.A.Current Status of the Female Athlete Triad: Update and Future Diretions. Curr Osteoporos Rep. 2017 Dec; 15 (6): 577-587.

17. David R. Hooper, Jared Mallard, Jeff T. Wight, Kara L. Conway, George G.A. Pujalte, Kelsey M. Pontius, et al. Performance and Health Decrements Associated With Relative Energy Deficiency in Sport for Division I Women Athletes During a Collegiate Cross-Country Season: Uma série de casos.Front Endocrinol (Lausanne). 2021; 12: 524762.

18. Moskvicheva Y.B., Gusev D.V., Tabeeva G.I. e Chernukha G.E. [Avaliação da nutrição, composição corporal e caraterísticas do aconselhamento dietético para pacientes com amenorreia hipotalâmica funcional].Vopr Pitan. 2018; 87 (1): 85-91.

19. Southmayd E., Mallinson R., Williams N. e De Souza M.J. Unique Effects of Energy versus Estrogen Deficiency on Components of Bone Strength in Exercising Women: 1801 Board #3 June 2, 1.
Ciência do Desporto e do Exercício. 2016 maio; 48: 490-491.

20. Papageorgiou M., Dolan E., Elliott-Sale K.J. e Sale C.Reduzida disponibilidade de energia: implicações para a saúde óssea em populações fisicamente activas. Eur J Nutr. 2018 Abr; 57 (3): 847-859.

21. Ogwumike, Omoyemi O. e Uba, Misbahu. Association Between Menstrual Cycle Status and Musculoskeletal Disorders Among Female Athletes in Nigeria (Associação entre o Estado do Ciclo Menstrual e as Perturbações Músculo-Esqueléticas em Atletas Femininas na Nigéria). Jornal de Fisioterapia da Saúde da Mulher. 2018 Sep; 42 (3): 148-153.

22. Wasserfurth P., Palmowski J., Hahn A. e Kruger K.Reasons for and Consequences of Low Energy Availability in Female and Male Athletes: Social Environment,Adaptations,and Prevention.SportsMed Open. 2020 Sep; 6 (1): 44.

23. Southmayd E.A., Hellmers A.C. e De Souza M.J.Food Versus Pharmacy: Avaliação de Estratégias Nutricionais e Farmacológicas para Melhorar a Saúde Óssea em Mulheres Praticantes de Exercício com Deficiência Energética. Curr

Osteoporos Rep. 2017 Oct; 15 (5): 459-472.

24. Wohlgemuth K.J., Arieta L.R., Brewer G.J., Hoselton A.L., Gould L.M. e Smith-Ryan A.E.Diferenças de sexo e considerações para estratégias nutricionais específicas para mulheres: uma revisão narrativa. J Int Soc Sports Nutr. 2021 Abr; 18 (1): 1-20.

25. Smith-Ryan A.E., Cabre H.E., Eckerson J.M., Candow D.G. e Diel P.Creatine Supplementation in Women's Health: Uma vida. Nutrientes. 2021 Mar; 13 (3): 877-1.

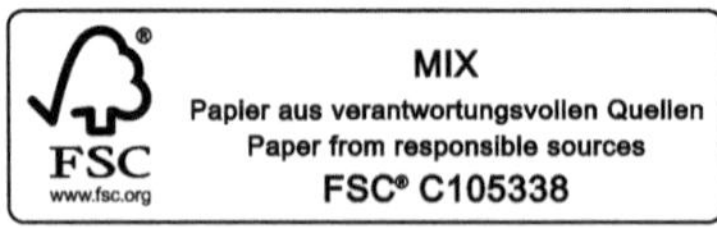

Printed by Books on Demand GmbH, Norderstedt / Germany